专家与您面对面

烧烫伤

主编 / 魏保生　刘　颖

中国医药科技出版社

图书在版编目（CIP）数据

烧烫伤 / 魏保生，刘颖主编 . -- 北京：中国医药科技出版社，2016.1
（专家与您面对面）
ISBN 978-7-5067-7842-8

Ⅰ. ①烧…　Ⅱ. ①魏…②刘…　Ⅲ. ①烧伤 - 防治　Ⅳ. ① R644

中国版本图书馆 CIP 数据核字 (2015) 第 239295 号

专家与您面对面——烧烫伤

美术编辑　陈君杞
版式设计　大隐设计

出版　中国医药科技出版社
地址　北京市海淀区文慧园北路甲 22 号
邮编　100082
电话　发行：010-62227427　邮购：010-62236938
网址　www.cmstp.com
规格　880 × 1230mm $^{1}/_{32}$
印张　3 $^{7}/_{8}$
字数　62 千字
版次　2016 年 1 月第 1 版
印次　2016 年 1 月第 1 次印刷
印刷　北京九天众诚印刷有限公司
经销　全国各地新华书店
书号　ISBN 978-7-5067-7842-8
定价　19.80 元

内容提要

烧烫伤怎么防？怎么治？本书从“未病先防，既病防变”的理念出发，分别从基础知识、发病信号、鉴别诊断、综合治疗、康复调养和预防保健六个方面进行介绍，告诉您关于烧烫伤您需要知道的有多少，您能做的有哪些。

阅读本书，让您在全面了解烧烫伤的基础上，能正确应对烧烫伤的“防”与“治”。本书适合烧烫伤患者及家属阅读参考，凡患者或家属可能存在的疑问，都能找到解答，带着问题找答案，犹如专家与您面对面。

专家与您面对面

前言

“健康是福”已经是人尽皆知的道理。有了健康，才有事业，才有未来，才有幸福；失去健康，就失去一切。那么什么是健康？健康包含三个方面的内容，身体好，没有疾病，即生理健康；心理平衡，始终保持良好的心理状态，即心理健康；个人和社会相协调，即社会适应能力强。健康不应以治病为本，因为治病花钱受罪，事倍功半，是下策。健康应以养生预防为本，省钱省力，事半功倍，乃是上策。

然而，污染的空气、恶化的水源、生活的压力等等，来自现实社会对健康的威胁却越来越令人担忧。没病之前，不知道如何保养，一旦患病，又不知道如何就医。基于这种现状，我们从“未病先防，既病防变”的理念出发，邀请众多医学专家编写了这套丛书。丛书本着一切为了健康的目标，遵循科学性、权威性、实用性、普及性的原则，简明扼要地介绍了100种疾病。旨在提高全民族的健康与身体素质，消除医学知识的不对等，把健康知识送到每一个家庭，帮助大家实现身心健康的理想。本套丛书的章节结构如下。

第一章 疾病扫盲——若想健康身体好，基础知识须知道；

第二章 发病信号——疾病总会露马脚，练就慧眼早明了；

第三章 诊断须知——确诊病症下对药，必要检查不可少；

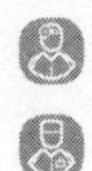

第四章 治疗疾病——合理用药很重要，综合治疗效果好；

第五章 康复调养——三分治疗七分养，自我保健恢复早；

第六章 预防保健——运动饮食习惯好，远离疾病活到老。

按照以上结构，作者根据在临床工作中的实践体会，和就诊时患者经常提出的一些问题，对100种常见疾病做了系统的介绍，内容丰富，深入浅出，通俗易懂。通过阅读，能使读者在自己的努力下，进行自我保健，以增强体质，减少疾病；一旦患病，以利尽早发现，及时治疗，早日康复，将疾病带来的损害降至最低限度。一书在手，犹如请了一位与您面对面交谈的专家，可以随时为您答疑解惑。丛书不仅适合患者阅读，也适用于健康人群预防保健参考所需。限于水平与时间，不足之处在所难免，望广大读者批评、指正。

编者

2015年10月

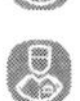

目录

第4章 治疗疾病

——合理用药很重要，综合治疗效果好

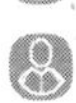

第5章 康复调养
——三分治疗七分养，自我保健恢复早

第6章 预防保健
——加强养护，远离疾病

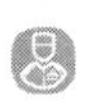

第 1 章

疾病扫盲

若想健康身体好，基础知识须知道

什么是烧伤

烧伤是火焰、热水、电流、放射线、激光以及强酸、强碱等引起的皮肤及其深部组织损伤，其中热力烧伤最为常见。

本病与中医学文献中记载的“汤泼火伤”“汤火伤”“火烧疮”相类似。如《外科启玄》火烧疮记载：“火之为物，性最急，能烧万物，顷刻为灰，何况人乎，重则至死，轻则为疮，皮焦肉卷”。《医宗金鉴·外科心法要诀》汤火伤记载：“此证系好肉暴伤，汤烫火烧，皮肤疼痛，外起燎疱。”

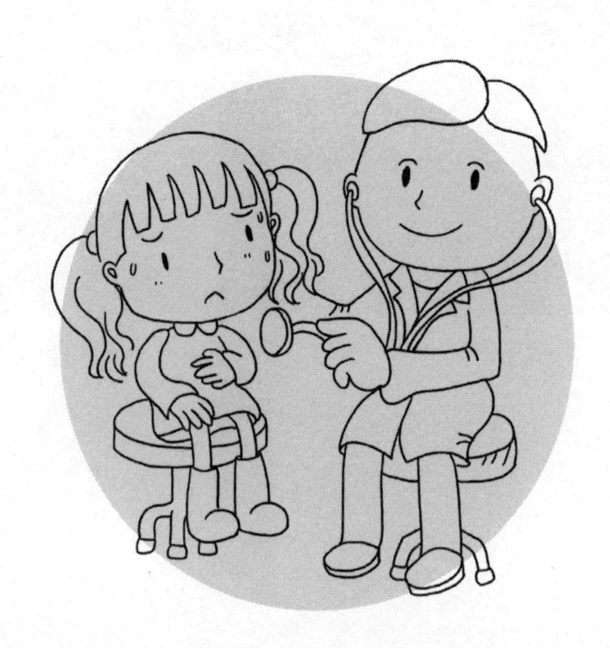

影响皮肤损伤程度的因素

影响皮肤损伤程度的因素有以下四方面。

（1）温度：引起皮肤烧伤的最低温度为44℃，温度－时间曲线在45～50℃之间呈线形，而在51℃以上呈渐进性，在70℃时暴露1秒即可引起跨表皮坏死。

（2）热源的性质：干热导致组织干燥和炭化，而湿热引起非透明凝固；液性浸渍性烧伤比溅泼性者严重。强酸可使组织脱水、蛋白沉淀及凝固，一般不起水疱，迅速结痂。强碱除引起组织脱水和脂肪皂化外，还可形成可溶性碱性蛋白穿透深层组织。

（3）暴露持续时间。

（4）皮肤厚度：热损伤的发病机制包括多种同时发生的病理生理过程，如细胞蛋白质的变性及凝固和酶的失活，前列腺素、激肽、5-羟色胺、组胺、氧基、脂过氧物等化学介质的释放导致毛细血管通透性增加和水肿。大面积烧伤损害吞噬细胞的吞噬作用和T细胞引起免疫抑制。血液供应的减少可导致相对缺氧和休克。

什么是烫伤

烫伤是指单纯由热水、蒸汽、火焰等高温所造成的热烧伤。小儿由于受好奇心强、对危险因素的认知能力不足的影响，在日常环境中存在危险因素时容易发生烫伤意外，重者可造成局部和全身严重伤害，甚至使患儿致残、致死。

大面积烧伤后机体会发生哪些变化

大面积烧伤后的病理生理包括以下几个方面。

（1）休克期：大面积烧伤有大量血浆渗出，以伤后 2 ~ 3 小时内渗出最快，6 ~ 8 小时达到高峰，48 小时后渐趋恢复，渗出液开始回吸收，故伤后 48 小时内容易出现低血容量性休克，临床上称之为休克期。

（2）感染期：自烧伤渗液回吸收开始，感染即上升为主要矛盾。常有 3 个高峰时期：①早期感染：比较凶险，出现在烧伤后 3 ~ 7 日内，有效的抗休克治疗，可减少早期暴发型全身感染。②中期感染：多出现在伤后 2 ~ 4 周焦痂分离脱落时，为烧伤感染的主要阶段；早切痂、早植皮，可降低此期感染率。③后期感染：多出现在烧伤

1个月后，与创面长期不愈合时患者免疫力极度低下有关；积极改善全身情况，早期植皮，常可避免。

（3）修复期：Ⅰ度烧伤，3 ~ 5日内自行修复，无瘢痕。浅Ⅱ度烧伤，2周愈合，局部留有色素沉着，无瘢痕。深Ⅱ度靠残存的上皮岛融合修复，3 ~ 4周愈合，留有瘢痕。Ⅲ度愈合较慢，一般靠皮肤移植修复，留有瘢痕。

皮肤的微细结构

皮肤染色后通过显微镜下观察，从外到里，分为三层：表皮、

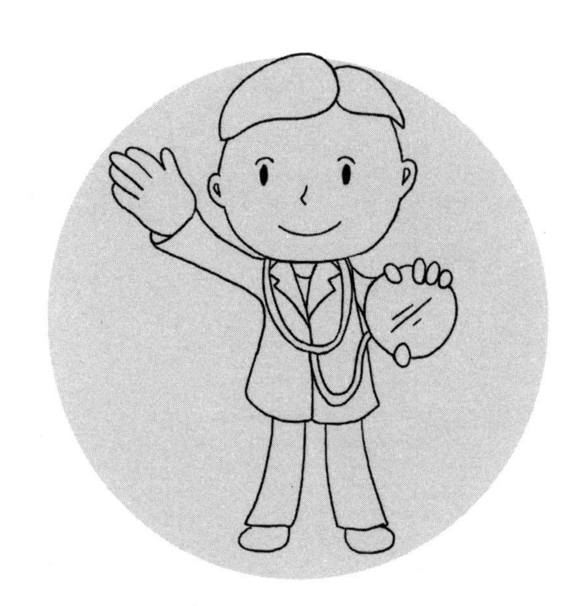

真皮和皮下组织。

表皮是真皮的保护层，它是一层不足 1mm 的薄膜。表皮又分为 5 层，由里到外分别为基底层、棘细胞层、颗粒层、透明层、角质层。它们主要由角细胞和树枝状细胞组成。基底层还有含黑色素的黑素细胞、几种普通染色难以识别的和某些与感觉及皮肤免疫相关的细胞。

真皮与表皮以指状突起互相交错镶嵌。真皮的结构比表皮复杂，是皮肤的核心部分。它主要由纤维、血管、淋巴管、神经等部分组成。还含有毛囊、皮脂腺、大小汗腺及立毛肌等附属器官，以及生产纤维的成纤维细胞及少量淋巴细胞、肥大细胞和浆细胞。

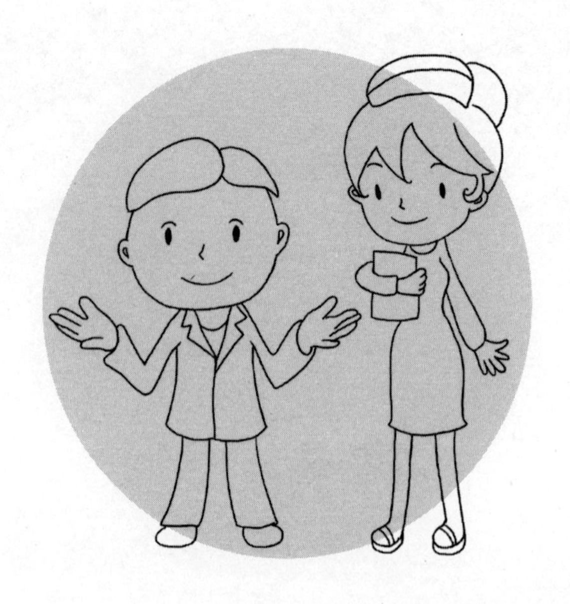

皮下组织是皮肤的最里层。它主要是脂肪组织，也有血管和一些纤维。它是表皮、真皮的厚实的衬垫。它的厚薄变动很大，瘦者薄，胖者厚。

皮肤的功能

皮肤具有保护、感觉、调节体温、吸收、分泌与排泄、新陈代谢等生理功能。

（1）保护功能：皮肤覆盖在人体表面，表皮各层细胞紧密连接。真皮中含有大量的胶原纤维和弹力纤维，使皮肤既坚韧又柔软，具有一定的抗拉性和弹性。当受外力摩擦或牵拉后，仍能保持完整，并在外力去除后恢复原状。皮下组织疏松，含有大量脂肪细胞，有软垫作用。皮肤可以阻绝电流，皮肤的角质层是不良导体，对电流有一定的绝缘能力，可以防止一定量电流对人体的伤害。皮肤的角质层和黑色素颗粒能反射和吸收部分紫外线，阻止其射入体内伤害内部组织。皮脂腺能分泌皮脂，汗腺分泌汗液，两者混合，在皮肤表面形成一层乳化皮肤膜，可以滋润角质层，防止皮肤干裂。汗液在一定程度上可冲淡化学物的酸碱度，保护皮肤。皮肤表面的皮脂膜呈弱酸性，能阻止皮肤表面的细菌、真菌侵入，并有抑菌、杀菌作用。

感觉功能皮肤内含有丰富的感觉神经末梢，可感受外界的各种刺激，产生各种不同的感觉，如触觉、痛觉、压力觉、热觉、冷觉等。

（2）调节体温：当外界气温较高时，皮肤毛细血管网大量开放，体表血流量增多，皮肤散热增加，使体温不致过高。当气温较低时，皮肤毛细血管网部分关闭，部分血流不经体表，直接由动静脉吻合支进入静脉中，使体表血流量减少，减少散热，保持体温。当气温高时，人体大量出汗，汗液蒸发过程中可带走身体的部分热量，起到降低体温的作用。

（3）分泌与排泄：皮肤的汗腺可分泌汗液，皮脂腺可分泌皮脂。皮脂在皮肤表面与汗液混合，形成乳化皮脂膜，滋润保护皮肤及毛发。皮肤通过出汗排泄体内代谢产生的废物，如尿酸、尿素等。

吸收功能皮肤并不是绝对严密无通透性的，它能够有选择地吸收外界的营养物质。皮肤直接从外界吸收营养的途径有三条：营养物渗透过角质层细胞膜，进入角质细胞内；大分子及水溶性物质有少量可通过毛孔、汗孔被吸收；少量营养物质通过表面细胞间隙渗透进入真皮。

新陈代谢皮肤细胞有分裂繁殖、更新代谢的能力。皮肤的新陈代谢功能在晚上 10 点至凌晨 2 点之间最为活跃，在此期间保证良好的睡眠对养颜大有好处。

皮肤作为人体的一部分，还参与全身的代谢活动。皮肤中有大量的水分和脂肪，它们不仅使皮肤丰满润泽，还为整个肌体活动提供能量，可以补充血液中的水分或储存人体多余的水分。皮肤是糖的储库，能调节血糖的浓度，以保持血糖的正常。

皮肤颜色的来源

皮肤的颜色主要取决于三个因素：黑色素、皮肤血管和血管里

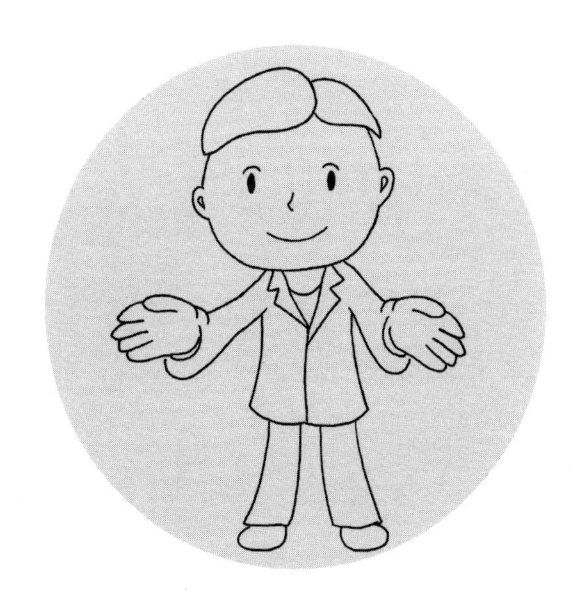

的血液及胡萝卜素。前两个因素更重要。黑色素包含在皮肤上层即表皮的皮质层里的黑色素细胞中。这是一种非常细小的棕褐色或黑褐色颗粒，它是皮肤“发黑”的原因。黑色素的多少、分布和疏密决定皮肤的“黑度”。黑种人的黑色素几乎密集分布于表皮各层，而黄种人与白种人则主要存在于表皮最下层即基底层内。白种人的黑色素细胞比黄种人更少。

皮肤血管和其中的血液，使皮肤“黑里透红”或“白里透红”。血管较少、较深或血管收缩、供血减少之处皮肤会发白；反之则发红。红脸的原因一是因为面部血管丰富，二是由于这些血管对各种刺激，特别是对精神和心理刺激很敏感而易扩张。如果扩张血管里的血液

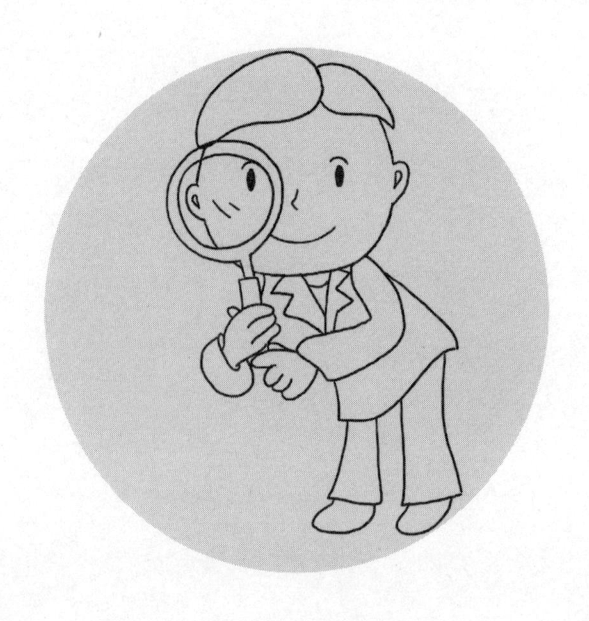

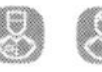

运行不畅或瘀滞以及含氧量低的血液会使该处皮肤呈蓝红色甚至青紫色，医学上称为“发绀”。

胡萝卜素主要存在于皮肤较厚的部位，如掌、跖，它使皮肤呈黄色。

以上三种因素混在一起，使正常皮肤的颜色介于黑、红、黄、白之间。对黄种人来说呈棕黄色、黄褐色而又带红、带白或带黑。其他颜色基本上都不是正常的，如坏死引起的漆黑色、坏疽引起的绿色、黄疸引起的黄绿色等等。

皮肤的附属器官

皮肤的附属器官有皮脂腺、汗腺、毛发和爪甲。

（1）汗腺：根据汗腺分泌物的不同，分为小汗腺和大汗腺两种。小汗腺的分泌受神经系统支配。当气温升高、做剧烈运动、情绪变化或服某些药物时，小汗腺分泌活动增加，身体出汗量增多。小汗腺除唇及指甲等处外，广泛分布于全身，尤其以手掌、脚底、前额、腋下等处最多。小汗腺可以分泌汗液，其主要成分为水、无机盐和少量尿酸、尿素等代谢废物，具有润泽皮肤、调节体温、排泄废物等作用。大汗腺青春期时开始发育，分布在腋窝、乳晕、肛门及外阴、外耳道等处，开口于毛囊，分泌物为浓稠的乳状液体，含有蛋白质、糖类和脂肪。这种分泌物很容易被皮肤表面的细菌分解，产生令人不愉快的气味。

（2）皮脂腺：分布很广，除手、脚掌外遍布全身，以头面、胸骨附近及肩胛间皮肤最多。皮脂腺的分泌受雄性激素和肾上腺皮脂激素的控制，在幼儿时皮脂分泌量较少，青春发育期分泌活动旺盛，35 岁以后分泌量逐渐减少，皮肤会变得比较干燥，开始粗糙，出现皱纹。

（3）毛发：体毛发可分为长毛、短毛、汗毛三种。它的主要成分是角蛋白。长毛包括头发、腋毛、阴毛等；短毛有眉毛、睫毛、鼻毛等；汗毛柔软色淡，除手脚掌和指趾末节外，遍布全身。遗传

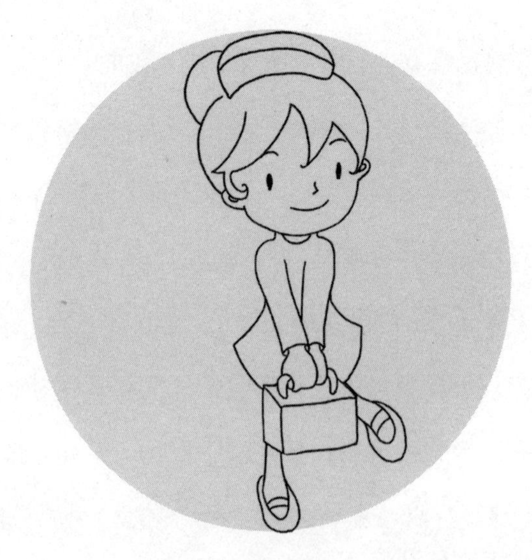

因素对毛发的分布、浓密程度、质地、颜色及是否卷曲等有很大影响。

（4）爪甲：甲覆盖在指（趾）末端，为半透明状的角质板。甲的主要成分为硬性角质蛋白，甲内不含神经和血管，位于指（趾）末端，起保护作用。甲由甲板和甲根两部分构成。甲板是暴露在皮肤外的部分，其下为甲床，内含丰富的血管、神经。甲根为隐藏在皮内的部分，其下皮肤为甲母质，是甲的生长区。如甲根部皮肤发炎或起皮疹，甲会因营养不良而变薄变脆或凹凸不平，影响手部整体美。

皮脂腺的作用

皮脂腺可以分泌皮脂，皮脂在皮肤表面与汗液混合，形成乳化皮脂膜，滋润保护皮肤、毛发。皮脂是一种半流动的油性物质，其主要成分为：甘油三酯、脂肪酸、磷脂、脂化胆固醇等。皮脂腺分布很广，头皮、面部最多，掌跖和指趾屈面却无。皮脂的作用有三方面：①滋润皮肤、毛发。如果离开皮脂的润泽和滋养，将会出现皮肤粗糙和毛发枯槁。由于手掌、足跖和手指、足趾的屈面没有皮脂腺，所有经常出现皮肤开裂现象。②皮脂可以和汗液一起形成脂质膜保护皮肤，防止皮肤水分蒸发。③皮脂呈弱酸性，可以抑制和杀灭皮肤表面的细菌。

影响皮脂腺分泌功能的因素很多，主要有内分泌的影响、外界温度的影响、皮表湿度的影响、年龄的影响、饮食的影响等几个方面。

第2章

发病信号

疾病总会露马脚，练就慧眼早明了

烧伤的临床表现

（1）局部表现：主要表现为疼痛和烧伤创面，烧伤深度不同，疼痛和创面特点各异。目前通用三度四分法来描述烧伤深度，即分为Ⅰ度烧伤、Ⅱ度（浅Ⅱ度、深Ⅱ度）烧伤、Ⅲ度烧伤。临床常称Ⅰ度和浅Ⅱ度为浅度烧伤；深Ⅱ度和三度为深度烧伤。其表现特点如下：

①Ⅰ度烧伤：又称红斑烧伤。仅伤及表皮层，生发层存在。表现为灼痛；创面皮肤发红，干燥无水疱，局部温度略高。

②Ⅱ度烧伤：又称水疱烧伤。

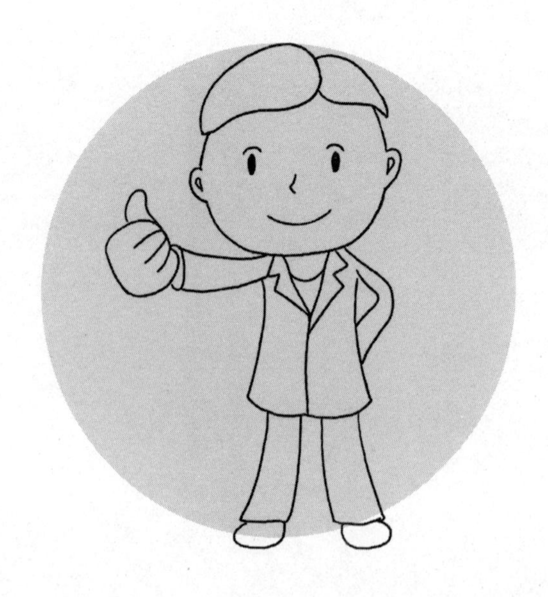

浅Ⅱ度烧伤：伤及表皮的生发层和真皮浅层。表现为疼痛剧烈；创面有大小不一的水疱，疱壁较薄、内含黄色澄清液体、基底潮红湿润、水肿，局部温度增高。

深Ⅱ度烧伤：伤及真皮深层。表现为痛觉迟钝；创面有水疱，疱壁较厚、水疱较小、基底苍白与潮红相间、稍湿润，有拔毛痛，局部温度略低。

③Ⅲ度烧伤：又称焦痂烧伤。伤及皮肤全层，可达皮下、肌肉或骨骼。表现为痛觉消失；创面无水疱，无弹性，干燥如皮革样或呈腊白、焦黄，甚至炭化成焦痂，痂下水肿，可见树枝状栓塞的血管。

（2）全身表现：全身可出现发热、急性脱水、低血容量性休克等，严重者可并发多器官功能障碍综合征。

（3）吸入性烧伤表现：吸入性烧伤又称为呼吸道烧伤。因热力及燃烧时产生的有害性烟雾吸入支气管和肺泡后，产生局部腐蚀和全身毒性作用所致。其表现特点为：

①头面部、颈部、口部周围常有深度烧伤创面，鼻毛烧掉，口鼻有黑色分泌物。

②有呼吸道刺激症状，咳出炭末样痰，声音嘶哑，呼吸困难。

③肺部可闻及哮鸣音。

④有些患者可无体表烧伤，当场死于吸入性窒息。

（4）烧伤面积、深度及严重程度的判断

①烧伤面积估计：手掌法，伤员五指并拢后一只手掌的面积为其体表总面积的 1%；新九分法：即将人体的体表面积分成 11 个 9% 和 1 个 1%（表 2–1）。

②烧伤深度估计：采用国际通用的三度四分法（表 2–2）。

③烧伤严重程度估计：按烧伤面积分为大面积烧伤和小面积烧伤，成人二度面积在 15%（小儿 10%）以下，或三度面积在 5% 以下，为小面积烧伤；超过上述范围即属大面积烧伤。Ⅰ度烧伤不必估计在内。按烧伤面积和深度分为轻度、中度、重度和特重度烧伤（表 2–3）。

表2–1　人体体表面积新九分法

		成人各部位面积（%）	小儿各部位面积（%）
头颈	9×1=9	发部 3，面部 3，颈部 3	9+（12– 年龄）
双上肢	9×2=18	双手 5，双前臂 6，双上臂 7	9×2
躯干	9×3=27	腹侧 13，背侧 13，会阴 1	9×3
双下肢	9×5+1=46	双臀 5，双大腿 21，双小腿 13，双足 7	46–（12– 年龄）

表2-2 烧伤深度的估计

深度	临床体征	局部感觉
Ⅰ度（红斑）	轻度红肿、干燥、无水疱	灼痛
浅Ⅱ度（大水疱）	水疱较大、疱壁薄、基底潮湿、鲜红、水肿明显	剧痛、感觉过敏
深Ⅱ度（小水疱）	水疱较小、疱壁厚、基底苍白或红白相间、水肿，可见网状血管栓塞	迟钝
Ⅲ度（焦痂）	无水疱、焦黄、蜡白、炭化、坚韧，可见树枝状栓塞血管	消失

表2-3 烧伤严重程度的分度

	轻度	中度	重度	特重度
Ⅱ～Ⅲ度面积	＜10%	10%～29%	30%～50%	＞50%
Ⅲ度面积	散在	5%～9%	10%～20%	＞20%

放射性烧伤的临床表现

放射性烧伤是皮肤受到一次或短时间内多次大剂量电离辐射而引起的急性皮肤放射性损伤，按其损伤严重程度可区分为4度。

第Ⅰ度——脱毛反应：主要损伤皮肤的附属器官——毛囊及皮脂腺。受照部位最初出现斑点状色素沉着，并有散在的粟粒状毛囊角化性丘疹，以毛囊为中心高出皮肤表面，呈棕褐色，较坚实，有刺手感。这些丘疹之间的皮肤较干燥，轻微瘙痒，毛发松动，极易脱落。毛发脱落一般从受照射后2周开始，至第3周末，毛发可以再生，若6个月内未长出，则为永久性毛发脱落。此度损伤临床症状轻微，病程分期不明显，因此有人不将其列入放射性烧伤的范畴。

第Ⅱ度——红斑反应：此度损伤有明显的临床分期。照射后几小时，局部既有瘙痒、疼痛、烧灼感及轻微水肿，并出现界线清楚的充血性红斑。持续1～7天后红斑暂时消失。这时期为早期反应期，而后进入假愈期（潜伏期），临床症状消失，但局部皮肤有功能障碍，

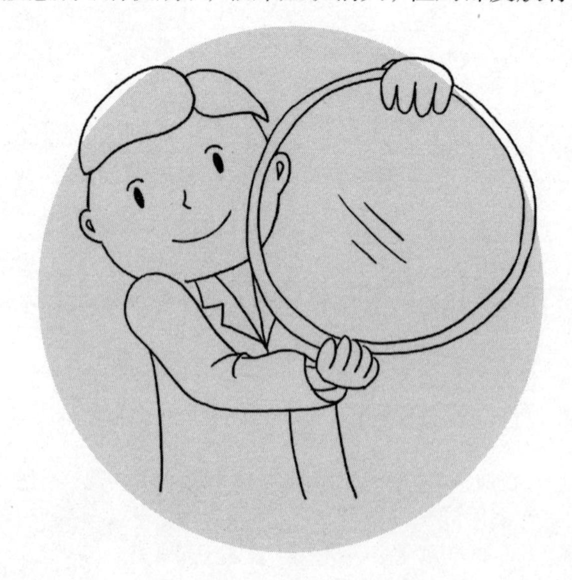

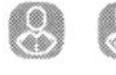
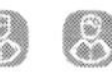

可持续 3 周左右。受照后 2 ～ 3 周或更久，上述症状再现，特别是发生持续的红斑，界线十分清楚。同时发生毛发脱落。发生这种持续的红斑者，不论其病变轻重，一般经历 70 天左右的时期才进入痊愈期，在此期间内，应切实保护皮肤，禁忌再受日光暴晒，如发生于放射治疗期，则应间隔 60 ～ 70 天后才能进行下一疗程。

第Ⅲ度——水疱反应：早期反应与第 2 度相似，但出现早，程度重。假愈期已不能不超过 2 周。此后出现持续的红斑，局部明显肿胀，皮肤发红，逐渐变成紫红色。瘙痒、剧痛，并有严重烧灼感，皮肤感受性降低。数日后红斑处出现水疱，开始为小水疱，而后融合成大水疱，其周围有色素沉着，水疱溃破后形成创面。附近淋巴结肿大，并触痛。此度损伤时皮肤附近病变也较严重，照射后 2 周左右可发生脱发，汗腺及皮脂腺发生变性和萎缩。如伤及指（趾）甲，光泽消失，外形粗糙，并有裂纹。约经 1 ～ 3 个月或更长时间，进入恢复期，皮肤创面可进行痂下愈合，部分留有瘢痕。再生的皮肤菲薄、干燥而缺乏弹性，常呈现色素沉着和毛细血管扩张。如创面继发感染，则不易愈合。新生的皮肤也可再次破溃，更难愈合。

第Ⅳ度——溃疡反应：照射后局部迅速出现烧灼或麻木感、疼痛、肿胀和早期红斑等明显加重。假愈期一般不超过 2 ～ 4 天，若照射剂量特别大，可无假愈期。进入症状明显期时，再现红斑，常呈青紫色，很快形成水疱，组织坏死，出现创面或溃疡。溃疡常为圆形，周界较清楚。组织进一步坏死，特别是并发感染化脓后，溃烂扩大加深，有的可深达骨骼。溃疡表面污秽，极少或没有肉芽形成，局部淋巴结显著肿大。如发生于四肢肢端，可由于血管病变而引起严重缺血坏死，甚至发生干性坏疽。这种溃疡反应的放射性烧伤很难自行愈合，常需数月至数年，或经久不愈。

第Ⅲ度、Ⅳ度局部皮肤放射性烧伤后，多伴有全身症状，其中包括放射损伤的全身反应（特别是大面积区域以至全身照射者）和局部烧伤病变引起的全身反应。局部的病变即使愈合，经数月或数年后，还可能发生晚期反应，转化为慢性皮肤放射性损伤。

不同深度烧伤的临床表现

（1）Ⅰ度烧伤：Ⅰ度烧伤又称红斑性烧伤。局部干燥、疼痛、微肿而红，无水疱。3 ~ 5天后，局部由红色转为淡褐色，表皮皱缩、脱落，露出红嫩光滑的上皮面而愈合。

（2）Ⅱ度烧伤

①浅Ⅱ度烧伤：局部红肿明显，有大小不一的水疱形成，内含淡黄色（有时为淡红色）澄清液体或含有蛋白凝固的胶状物。将水

疱剪破并掀开后，可见红润而潮湿的创面，质地较软，疼痛敏感，并可见无数扩张、充血的毛细血管网，表现为颗粒状或脉络状，伤后 1 ～ 2 天后更明显。在正常皮肤结构中，乳头层与网织层交界处有一血管网，称皮肤浅部血管网，并由此发出分支伸入每个乳头内。浅Ⅱ度烧伤时，它们扩张充血，故临床表现为颗粒状或脉络状血管网。浅Ⅱ度烧伤波及乳头层时，多为脉络状血管网，少有颗粒状。

②深Ⅱ度烧伤：局部肿胀，表皮较白或棕黄，间或有较小的水疱。将坏死表皮去除后，创面微湿、微红或白中透红、红白相间，质较韧，感觉迟钝，温度降低，并可见粟粒大小的红色小点，或细小树枝状血管，伤后 1 ～ 2 天更明显。这是因为皮肤浅部血管网已凝固，所

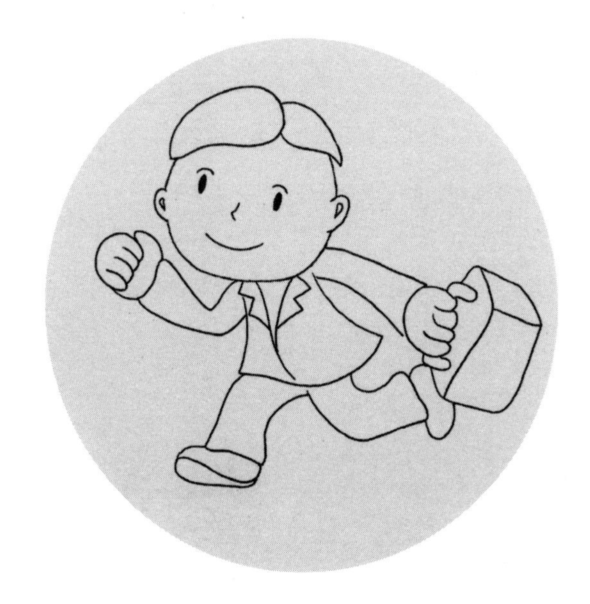

见红色小点为汗腺、毛囊周围毛细血管扩张充血所致。因此烧伤越浅，红色小点越明显、越深，则越模糊。少数细小血管，则系位于网织层内及网织层与皮下脂肪交界处的扩张充血或栓塞凝固的皮肤深部血管网。它们的出现，常表示深Ⅱ度烧伤较深。

（3）Ⅲ度烧伤：Ⅲ度烧伤又称焦痂性烧伤。局部苍白、无水疱，丧失知觉、发凉。质韧似皮革。透过焦痂常可见粗大血管网，与深Ⅱ度细而密的小血管迥然不同。此系皮下脂肪层中静脉充血或栓塞凝固所致，以四肢内侧皮肤较薄处多见。多在伤后即可出现，有时在伤后 1 ～ 2 天或更长时间出现，特别是烫伤所致的Ⅲ度烧伤，需待焦痂稍干燥后方才显出。焦痂的毛发易于拔除，拔除时无疼痛。

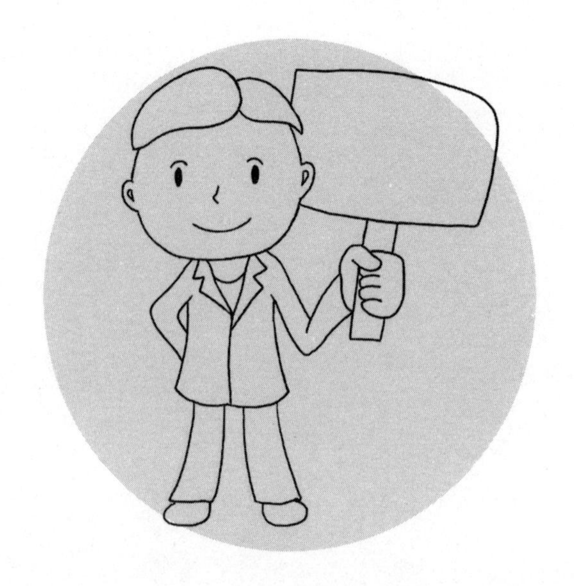

若系沸水等所致的Ⅲ度烧伤，坏死表皮下有时有细小水疱，撕去水疱皮，基底呈白色，质较韧。

（4）Ⅳ度烧伤：黄褐色或焦黄或炭化、干瘪，丧失知觉，活动受限，须截肢（指）或皮瓣修复。

放射性烧伤的概念及临床分期

放射性烧伤是皮肤受到一次或短时间内多次大剂量电离辐射而引起的急性皮肤放射性损伤。

在临床表现上一般分为四期：

（1）第一期为早期反应期：表现为受照射局部发生暂时性红斑，严重者可发生急性放射病时所出现的全身性早期反应（头疼、倦怠、恶心、呕吐等）。

（2）第二期为假愈期（又称潜伏期）：上述局部红斑消退，表面上看来无其他病变，但照射部位仍有功能性障碍，出现温度变化、汗腺分泌失调等。如伴有全身性早期反应，此时也已消失。局部和（或）全身损伤越重，假愈期越短。

（3）第三期为症状明显期：出现程度不一的特定症状。

（4）第四期为恢复期：此期皮肤损伤恢复、痊愈，或转为慢性病变（此时也称晚期反应期）。

小儿烧伤严重程度分类

由于小儿在解剖生理上具有自己的特殊性，对于创面、休克、败血症等刺激反应与成人不同，抵抗力也有较大差异，对于同样面积的深度烧伤，小儿休克、败血症、死亡发生率均较成人高，因此小儿严重程度的分类和成人不同。

（1）轻度烧伤：总面积在 5% 以下的Ⅱ度烧伤。

（2）中度烧伤：总面积在 5% ~ 15% 的Ⅱ度烧伤或Ⅲ度烧伤面积在 5% 以下的烧伤。

（3）重度烧伤：总面积在 15% ~ 25% 或Ⅲ度烧伤面积在 5% ~ 10% 之间的烧伤。

（4）特重度烧伤：总面积在 25% 以上或Ⅲ度烧伤面积在 10% 以上者。凡有以下征象者均为严重烧伤：①头面颈部烧伤；②会阴部烧伤；③吸入性损伤；④手烧伤。

由于上述分类标准既不能反映我国救治大面积烧伤的水平，又不能反映烧伤的真正严重程度，故目前临床上多采用“小面积”“中面积”“大面积”和“特大面积”来表示烧伤的严重程度。

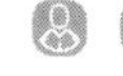

（1）小面积烧伤：Ⅱ度烧伤面积在10%以内或Ⅲ度烧伤面积在1%以内者，相当于轻度烧伤。

（2）中面积烧伤：Ⅱ度烧伤总面积在11%～30%或Ⅲ度烧伤面积在10%～20%之间的烧伤，相当于中、重度烧伤。

（3）大面积烧伤：总面积在31%～79%或Ⅲ度烧伤面积在21%～49%。

（4）特大面积烧伤：总面积在80%以上或Ⅲ度烧伤面积在50%以上。

第3章

诊断须知

确诊病症下对药，必要检查不可少

怎样区分深度烧伤和浅度烧伤

我国普遍采用三度四分法，即根据皮肤烧伤的深浅分为浅Ⅰ度、浅Ⅱ度、深Ⅱ度、Ⅲ度。深达肌肉、骨质者仍按Ⅲ度计算。临床上为表达方便，将Ⅰ度和浅Ⅱ度称为浅烧伤，将深Ⅱ度和Ⅲ度称为深烧伤。

（1）Ⅰ度烧伤：称红斑性烧伤，仅伤及表皮浅层——角质层、透明层、颗粒层或伤及棘状层，但发生层健在。局部发红，微肿、灼痛、无水疱。3 ~ 5 天内痊愈、脱细屑、不留瘢痕。

（2）Ⅱ度烧伤：又称水疱性烧伤。

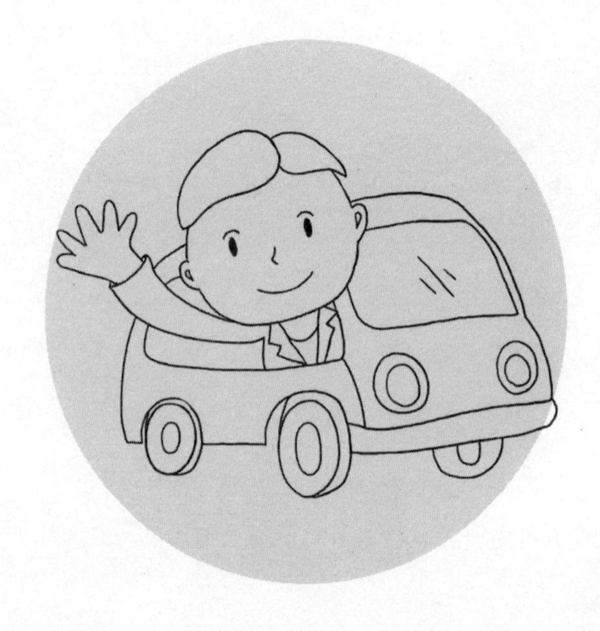

浅Ⅱ度：毁及部分生发层或真皮乳头层。伤区红、肿、剧痛，出现水疱或表皮与真皮分离，内含血浆样黄色液体，水疱去除后创面鲜红、湿润、疼痛更剧、渗出多。如无感染1～2周愈合。其上皮再生依靠残留的生发层或毛囊上皮细胞，愈合后短期内可见痕迹或色素沉着，但不留瘢痕。

深Ⅱ度：除表皮、全部真皮乳头层烧毁外，真皮网状层部分受累，位于真皮深层的毛囊及汗腺尚有活力。水疱皮破裂或去除腐皮后，创面呈白中透红，红白相间或可见细小栓塞的血管网、创面渗出多、水肿明显，痛觉迟钝，拔毛试验微痛。创面愈合需要经过坏死组织清除、脱落或痂皮下愈合的过程。由残存的毛囊，汗腺水上皮细胞逐步生长使创面上皮化，一般需要18～23周愈合，可遗留瘢痕增生及挛缩畸形。

（3）Ⅲ度烧伤：又称焦痂性烧伤。皮肤表皮及真皮全层被毁，深达皮下组织，甚至肌肉、骨骼亦损伤。创面上形成的一层坏死组织称为焦痂，呈苍白色，黄白色、焦黄或焦黑色，干燥坚硬的焦痂可呈皮革样，焦痂上可见到已栓塞的皮下静脉网呈树枝状，创面痛觉消失，拔毛试验易拔出而不感疼痛。烫伤的Ⅲ度创面可呈苍白而潮湿。在伤后2～4周焦痂溶解脱落、形成肉芽创面，面积较大的多需植皮方可愈合，且常遗留瘢痕挛缩畸形。

以潮红、起疱、烧焦来区分Ⅰ度、Ⅱ度、Ⅲ度烧伤，抓住了烧伤深度识别的主要特点，这样易懂易记。由于皮肤的厚薄在不同个体与不同部位有较大差异，不同年龄也有差异，深Ⅱ度和Ⅲ度烧伤在早期有时难以准确区分。可在治疗过程中加以核实，一般在2～3周后创面属于深Ⅱ度或Ⅲ度将明朗。小儿皮肤薄，常易把Ⅲ度烧伤误认为深Ⅱ度烧伤，应特别注意。

2001年在全国烧伤会议上，有关专家提出修订烧伤深度估计方法的建议，2002年中华医学会烧伤外科学会常务委员扩大会议进行审议。之后中华医学会主编《临床诊疗常规（烧伤分册）》正式将“三

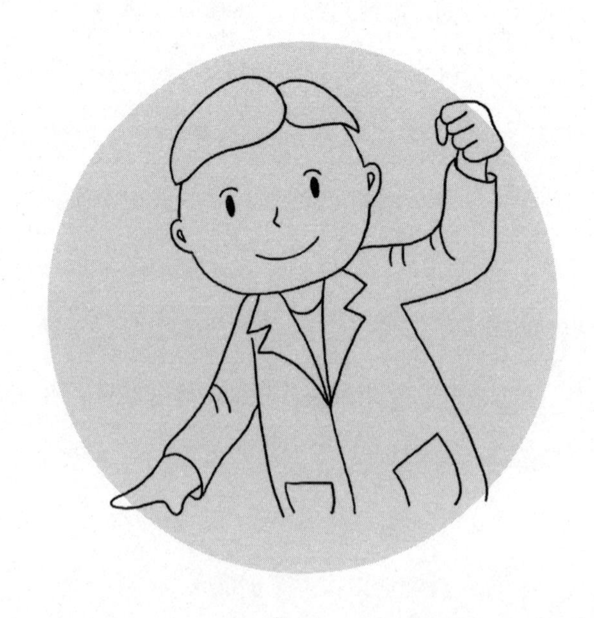

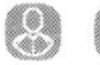

度四分法”改为“四度五分法”，即原来的三度进一步分为三度和四度，Ⅲ度为皮肤不同程度的损害，Ⅳ度为超越Ⅲ度的更深的烧伤，损伤程度严重达深筋膜以下。

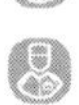

第4章

治疗疾病

合理用药很重要，综合治疗效果好

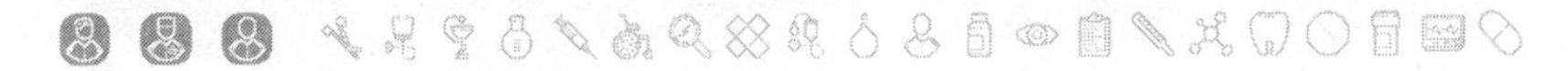

皮片移植的远期效果

（1）皮片的收缩：植皮术后，随着血管芽进入皮片，成纤维细胞发育为纤维细胞，而成纤维细胞中有一部分肌成纤维细胞，对于薄的皮片其肌成纤维细胞增加迅速，且消退亦慢，而在全厚或带真皮下血管网的皮片中，肌成纤维细胞消失快，因此薄的皮片远期收缩亦大，其瘢痕化亦重，而全厚或带真皮下血管网皮片的远期收缩率很小，皮片的移动性亦大。

总的来说，皮片越薄成活率越高，但远期收缩率亦大；皮片的耐磨性差。而皮片越厚成活的要求越高，皮片的收缩率低，皮片的

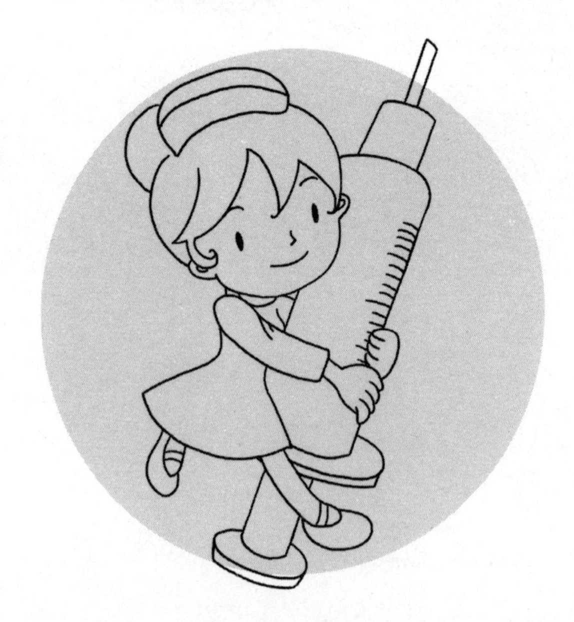

耐磨性大，且与深部组织有一定的移动性。真皮下血管网皮片包扎要有一定压力，固定时间长，但因容易出现表层皮肤及部分真皮层的坏死、脱落，而出现皮肤小疱、花斑、色素沉着，影响外观，因此目前临床上以真皮下血管网的带蒂皮瓣来代替。在术后早期它本身具有完好的血液循环，又可早期断蒂。既保存厚的皮片优点，又克服传统皮瓣断蒂时间晚的缺点。

（2）神经的再生：皮片移植术后一年左右时间内感觉较差，注意保护，防止烧伤、烫伤、冻伤和机械性外伤，涂油脂，加强功能锻炼是重要的。

感觉恢复中，以痛觉、触觉恢复较早，冷热觉较迟。全厚植皮的交感神经功能可以再生，局部可以出汗，但不完全，所以移植的皮片不能获得如同正常皮肤的质量。中厚皮片不含汗腺，因而极少有交感神经再生。

（3）颜色的变化：皮片移植后，常由于色素沉着，使其颜色较周围皮肤为深。虽选择质地相近的供皮区，亦无法防止其色素沉着。经过一段时间后，色素可能有一定程度的消退。阳光下暴晒，紫外线的作用，会诱发黑色素细胞产生较大的黑色素微粒，皮肤变成暗色。因此，游离植皮后避免阳光暴晒和使用阻断紫外线的护肤膏，戴宽檐帽、手套、长袖等，以减少色素沉着。

（4）加速移植皮片的成熟过程：肢体植皮后戴弹力套非常重要。在没有弹性套的保护下，肢体下垂和活动后，可能发生显著的灼痛和刺痛，充血和出血性水疱形成。弹性套的作用会使皮片和瘢痕组织更快的成熟，皮片移植部位也会较快地柔软起来。

植皮手术

（1）术前注意事项

①无出血性疾病以及心肺肝肾等重要器官活动性或进行性疾病，如患有高血压、糖尿病或传染性疾病等患者需在病情控制平稳后手术。

②长期服用类固醇激素和阿司匹林等药物者，最好能在术前一周停用，请咨询相关医生。

③女性患者手术请避开月经期，妊娠前期（3个月）和妊娠后期（3个月）暂缓手术。

④植皮手术需要在患者自身其他部位取皮，可能是腹部、上臂、大腿等，取皮区域可能会留下不同程度的瘢痕。

⑤植皮手术主要应用于大面积的组织缺损，以覆盖创面为主要目的，由于移植的皮片与受区在颜色和质地上均有差别，手术后可

能呈现“打补丁”样，影响外观。

⑥术后2周内植皮区及取皮区均活动不便，关节部位植皮需要石膏固定，请安排时避开重要活动场合。

（2）麻醉方式

①局部麻醉：手术部位局部注射麻醉剂。

②静脉全麻辅助：手术时间长、部位多或对疼痛耐受差者，静脉给药，无须气管插管。

（3）术前准备

① 常规检查：血常规、尿常规、凝血四项、丙肝抗体、梅毒抗体、乙肝五项、肝肾功能、空腹血糖、心电图。

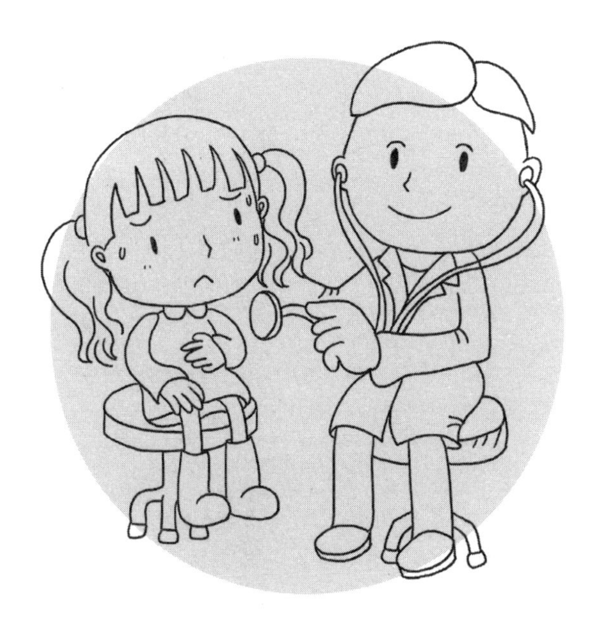

②选择局麻者正常饮食，选择静脉全麻辅助者术前6小时禁食，4小时禁水。

③术前注意术区清洁，勿化妆，彻底清洗术区周围皮屑与污垢。

（4）术后注意事项

①术区伤口避免沾水、用力和揉搓。

②术后1周内忌烟酒、鱼虾、辛辣刺激食物。

③口服抗生素3天预防感染，必要时可服用止痛药（如索米痛片、曲马朵等）。

④术后植皮区打包，局部2周不能活动，如引起生活不便请他人帮助一下。

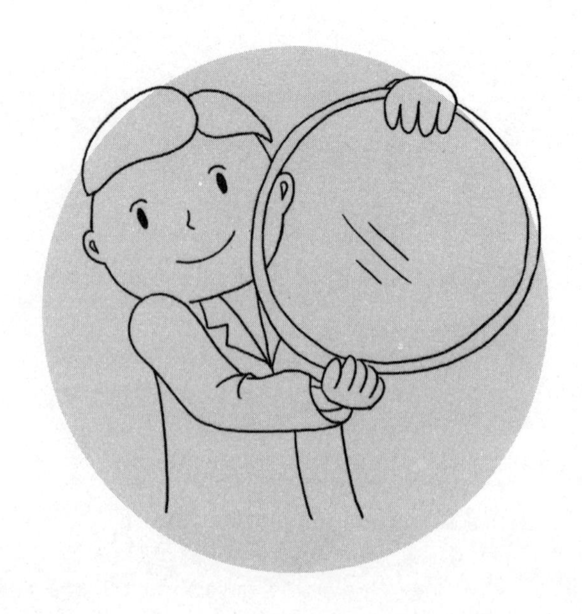

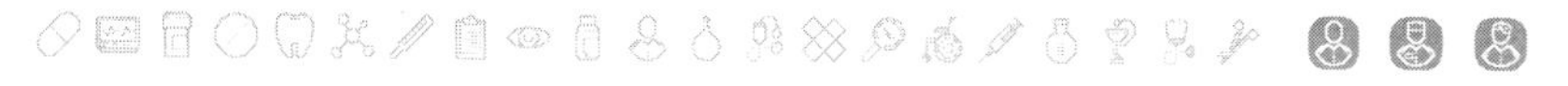

⑤如有不适情况如剧烈疼痛、打包敷料有渗出或异味等等，请立即联系医生。

⑥术后 14 天拆包拆线，如愈合良好，拆线次日可沾水沐浴；否则，请遵医生要求；个别伤口愈合不良者可能需要再换药数日。

⑦术后植皮区可能存在局部花斑，1 ~ 2 个月后逐渐恢复；随着时间推移，植皮区质地、颜色可能会发生一些变化，在关节活动部位需要进行功能锻炼以防止皮片挛缩。

⑧半年后请联系医生复诊。

烧烫伤后的紧急处理

在看急诊的过程中，患者问我最多的问题就是：被烫伤后应该怎么办？具体的做法是马上采取能使受伤区域降温的办法，凉水是最容易得到的东西，马上用凉水或凉毛巾等敷在创面上，这在学术上也称为“冷疗”，效果有二：一是对缓解疼痛非常有效，几乎没有比它更方便有效的止痛方法了；二是能达到减轻皮肤损伤深度的效果。大约半个小时后可以到有条件的医院进一步就诊。也可以使用冰块降温，但注意防止冻伤，勿使时间过长。

注意，对于生活中的小烧烫伤来说，上述方法是合理的，但对于特殊原因的烧伤或非常严重的烧伤，有危及生命的状况时，比如面积很大（成人超过患者自己 15 个手掌面积的大小，小儿超过自己 5 个手掌面积的大小）、电烧伤、存在吸入性损伤、休克、昏迷等，应该马上采用最快的急救措施，比如叫救护车等，不能耽误时间。

有患者用牙膏、酱油、黄酱、醋、酒或酒精、紫药水、红药水、香灰外涂，或用各种手头能找到的外用药物等，首先，没有确切的疗效，其次增加污染甚至感染的风险，重要的是有色的外涂物还会严重影响医生对创面的判断和处理。所以，不主张这些做法。

如果是化学物质损伤，比如各种酸或碱，请在第一时间进行清水的流动冲洗，尤其眼睛，绝不能耽误。皮肤冲洗干净后再到医院进一步处理。

几种常见烧烫伤的应急处理

（1）开水接触皮肤烫伤：被开水烫伤后，最为简单有效的急救就是用大量的流水持续冲洗降温，持续大约 20 分钟左右。在冲洗的过程中应该注意流水冲洗的力量不应过大，要尽量保存烫伤后水疱皮的完整性。如有衣物，应予以剪除，以免在脱衣服的过程中破坏疱皮的完整。

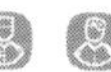

创面不要自行涂用各种“消毒药水”，特别是有颜色的“红药水”或者“紫药水”，甚至是用酱油、牙膏、甜面酱等涂抹，以免影响医生对烧伤严重程度和深度的判断。经过上述简单处理后，使用凉水袋或冰袋冷敷创面止痛，然后立刻到专科医院或烧伤整形科就诊。一般来讲凉水袋比冰袋要好，因为温度太低会影响局部的血液循环。

（2）火灾引起烧伤：伤员身上燃烧着的衣服如果一时难以脱下来，可让伤员卧倒在地滚压灭火，或用水浇灭火焰。切勿带火奔跑或用手拍打，否则可能使得火借风势越烧越旺，使手被烧伤。也不可在火场大声呼喊，以免导致呼吸道烧伤。要用湿毛巾捂住口鼻，以防烟雾吸入导致窒息或中毒。

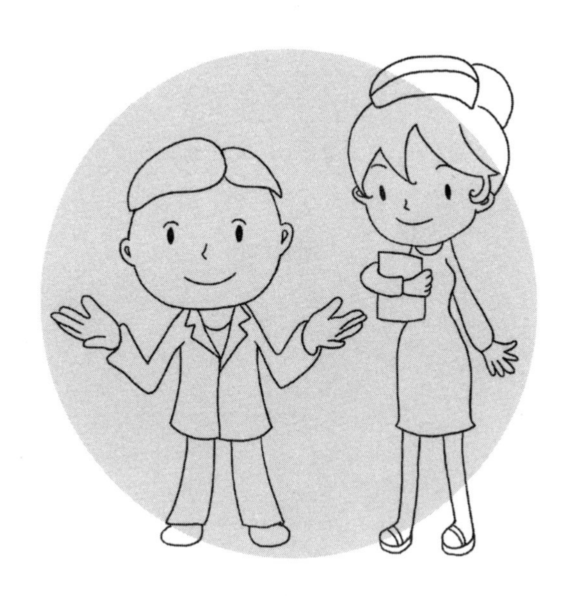

如头面部烧伤后，常极度肿胀，且容易引起继发性感染，容易被漏诊因而延误抢救。因此要密切观察伤员有无进展性呼吸困难，并及时护送到医院治疗。

（3）电熨斗烫伤：首先要立即断电，然后根据烫伤程度选择不同方法。小面积的轻度烫伤，早期未形成水泡时，有红热刺痛者，首先降温，也就是流水冲洗，之后擦用麻油涂布或消毒的凡士林纱布敷盖。已形成水泡者，先用 0.1% 新洁尔灭溶液或 75% 乙醇溶液涂拭周围皮肤，创面用生理盐水或肥皂水冲洗干净，在无菌条件下，将泡内液体抽出，创面用三磺软膏、四环素软膏、烫伤膏或消毒凡

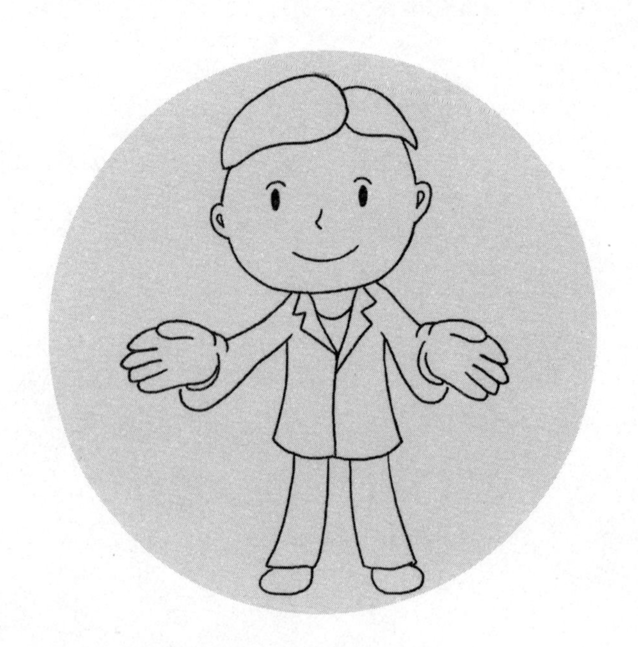

士林纱布加压包扎。

Ⅱ度烫伤处理应注意预防感染，并给止痛片减轻疼痛。大面积烫伤必须立即送医院急救。

（4）做饭时被油烫伤：刚被烫到时应立即用柔软的棉布轻轻擦去溅到的油，再用干净毛巾沾冷水湿敷烫伤处，或者干脆用厨房的自来水管冲洗20分钟。去除高温的油用冷水敷，这样做的目的是降温以尽量减轻烫伤的深度。烫伤程度浅，一般不会留有疤痕。但在创面愈合干燥后会有色素沉着，只是这些色素沉着完全消退需要一定的时间，短则数天，长则1个月左右。在伤口愈合前最好忌辛辣刺激性食物，忌烟酒。

（5）化学品灼伤：化学性皮肤烧伤的现场处理方法是，立即移离现场，迅速脱去被化学物玷污的衣裤、鞋袜等。无论酸、碱或其他化学物烧伤，立即用大量流动自来水或清水冲洗创面不少于30分钟。新鲜创面上不要任意涂上油膏或红药水，不用脏布包裹。黄磷烧伤时应用大量水冲洗、浸泡或用多层湿布覆盖创面。烧伤的同时，往往合并骨折、出血等外伤，在现场也应及时处理。烧伤患者应及时送医院。

（6）喝水烫伤：喝开水烫伤属于轻度损伤，患者剧烈咳嗽，会出现声嘶，同时伴有咽痛、吞咽困难等症状。受伤者以小孩居多。

若发生咽喉烧烫伤，轻者可在家休养治疗：一是不要吃硬的或热的食物，而以软、凉食物为主，注意休息；二是可用中药大青叶、荆芥、薄荷、黄连桔梗、甘草各10g，煎水，频频吞咽。对咽喉水肿严重，已明显影响呼吸者，应立即送医院诊治。

（7）电击烧伤：电击烧伤最大的危险是体内烧伤，当发现有人触电时，请立即按以下步骤进行处理：先将电源切断，或用绝缘体将电源移开，如干木棒、树枝、扫帚柄等。电源不明时，切记不要直接用手接触触电者。

在浴室或潮湿的地方，救护人要穿绝缘胶鞋，戴胶皮手套或站在干燥木板上以保护自身安全。如无心跳、呼吸，应立即施行心肺复苏术，不要轻易放弃，一般应在半小时以上，有条件者尽早在现场使用自动体外除颤器（AED）。尽快拨打120呼叫救护车将患者送院救治。持续在现场进行心肺复苏救护，直到专业医务人员到来。局部烧伤病人应就地取材进行创面的简易包扎，再送医院救治。

（8）干冰"烧伤"：干冰是二氧化碳的故态形式。二氧化碳在常温下为气态，如果干冰与人接触，则会迅速升华。而升华的过程要吸收大量的热，所以会"烧"伤人（其实是冻伤）。被干冰烧伤后，能在22 ~ 25℃左右温暖的室内，或者浸入38 ~ 42℃的温水中，迅速提高体温，别用火烤、冷水浸泡或用雪搓，尽量将伤肢抬高、保

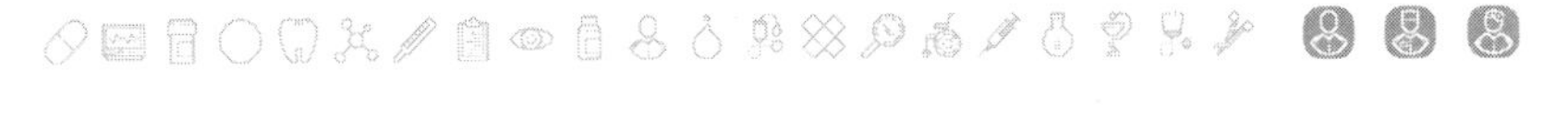

暖、制动。如果起了水疱，不要戳破水疱，以免伤口暴露，引起感染。如果伤口粘着衣服布料，那是由于低温下局部结冰而致。这时不可以鲁莽撕掉布料，应用 37 ～ 38℃温水冲洗。

烧烫伤早期处理的误区

随着炎热夏季的来临，烧烫伤的发生频率又呈上升，成为一年中的高发季节。烧烫伤后早期处理对病情的控制及治疗的后果有直接的影响，如不能及时正确地处理，往往会加重病情，甚至造成疤

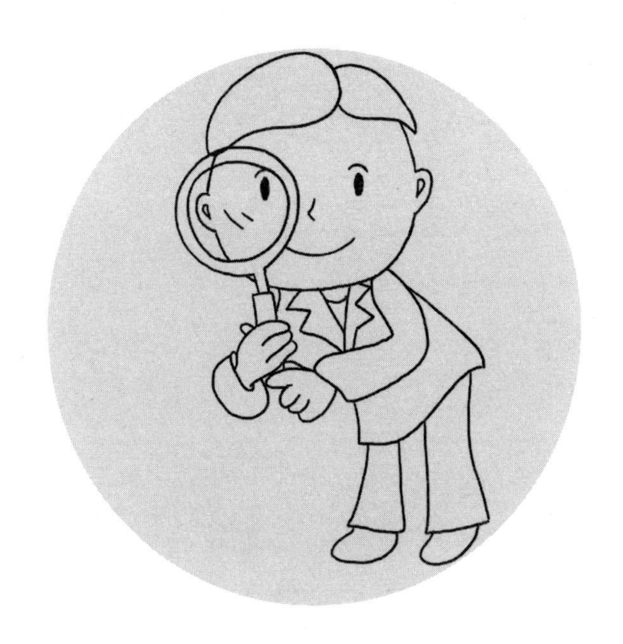

痕增生、功能障碍、毁容等严重后果，遗憾终身。

烫伤作为夏季常见的外伤，在我们日常生活中常会遇到，由于受传统观念和习惯的限制，又缺乏相关的医学常识，普通百姓在烫伤的早期处理上存在以下几个误区：

（1）过分依赖一些烫伤药物：往往在烫伤后不是及时应用简单有效的方法处理，而是到处搜寻存放备用的烫伤药物，或是忙于到药店购买药物，因而耽误了宝贵的应急处理时间，延误了病情。

（2）使用家用酱油、醋外涂：如果用大量的酱油或醋冲洗创面，会有一定的降温作用；如果仅仅是用二者局部外涂，则不但没有任何好处，相反会使创面着色，影响对创面深度的判断及进一步的治疗。

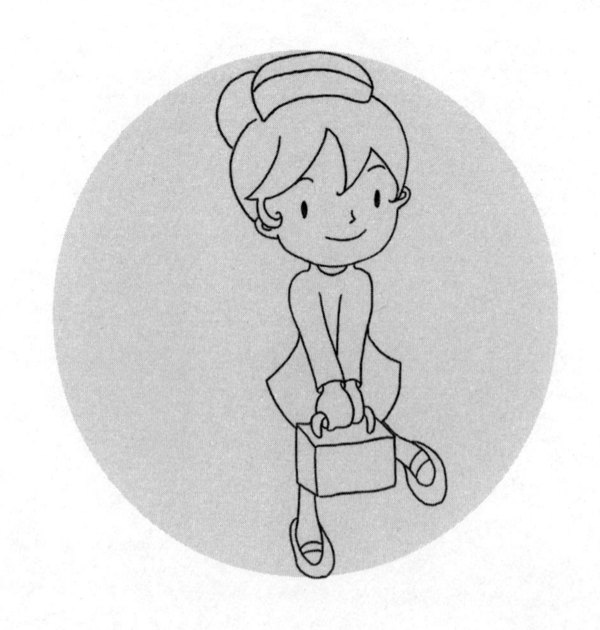

而且这些食用品并不是无菌的，长期附着或应用会引起创面感染。

（3）白酒冲洗伤口：很多人认为白酒有消毒的作用，因而伤后会大量应用，如果创面皮肤未破溃，白酒中的酒精挥发时带走热量有一定的降温作用；如果皮肤破溃时应用则对创面无任何好处，不但会导致疼痛加重，还会加深创面，大面积使用还可能经创面吸收引起酒精中毒。

（4）应用土方：如用麻油或狗油等调治的中药、燃烧后的草灰等涂抹创面，影响进一步的治疗，尤其是用麻油、狗油制剂，早期应用会影响创面渗出物的排出，渗出物长期淤积引流不畅则会导致感染。

（5）其他：如牙膏、绿药膏等使用后有一定的清凉作用，但并不能减轻创面的进一步损害。

其实，烫伤后最根本的目的就是局部降温，减轻进一步的损害，最简单有效的方法就是“冷疗”，烫伤后立即脱去被浸透的衣物并用冷水（自来水、相对清洁的池水、河水等）持续冲洗或浸泡创面约半小时，也可用布、毛巾等包裹冰块局部外敷降温，直至撤去这些措施后创面疼痛明显减轻为止（一般半小时左右），然后再到医院做进一步的处理。当然，如果烫伤面积相当大，用冷水冲洗则会加重病情，应立即就近送医院治疗。

烧伤后如何急救

由于急救知识在我国普及率不高，很多人在面对身边的人被烧伤、烫伤的时候显得束手无策。在亲友遭遇烧伤的时候，谨记“冲、脱、泡、包、送”的五字秘诀。冲，就是用清水冲洗烧伤创面；脱，就是边冲边用轻柔的动作脱掉烧伤者的外衣，如果衣服粘住皮肉，不能强扯，可以用剪刀绞开；泡，就是用 15 ~ 20℃的冷水浸泡创面；包，就是用比较干净的布单、衣物包扎伤处；送，就是尽快送到具有救治烧伤经验的医院治疗。

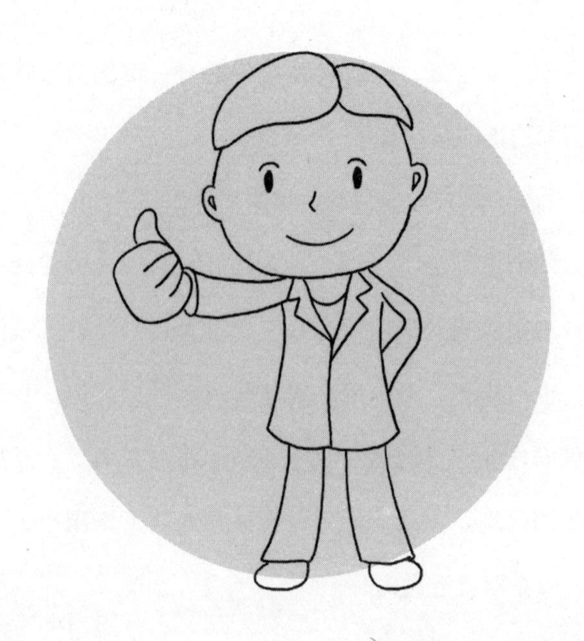

如果烧伤创面特别大、特别深，就不宜再用冷水冲洗了，尤其是在寒冷的季节，以免加重伤情。因为这个时候伤者特别虚弱，生理功能受到严重干扰，机体抵抗力下降，不宜再雪上加霜，加重全身不良反应，应该立即送医抢救。

烧烫伤后瘢痕的防治

烧烫伤创面如果愈合时间超过3周，则一定会遗留不同程度的瘢痕，由于个体差异较大，防治瘢痕需要多种方法结合。

（1）首先要正确处理创面，可以应用防瘢痕药物，包括积雪苷软膏等，应用时必须结合按摩手法，按摩疗法可以使硬疤软化，并且有组织扩张的效果，可以改善凸起或有挛缩倾向的瘢痕。

（2）采用硅胶类产品，如瘢痕贴、瘢痕敌等外敷瘢痕。

（3）饮食上注意少食辛辣食物，避免强烈日光照射，可适当应用维生素E，维生素E可渗透至皮肤内部而发挥其润肤作用，同时，维生素E还能保持皮肤弹性。

（4）对于瘢痕区域痒的情况，可以适当采用75%乙醇溶液涂抹。

化学品灼伤

化学性皮肤烧伤的现场处理方法是，立即移离现场，迅速脱去被化学物玷污的衣裤、鞋袜等。无论酸、碱或其他化学物烧伤，立即用大量流动自来水或清水冲洗创面 15 ~ 30 分钟。新鲜创面上不要任意涂上油膏或红药水，不用脏布包裹。黄磷烧伤时应用大量水冲洗、浸泡或用多层湿布覆盖创面。烧伤的同时，往往合并骨折、出血等外伤，在现场也应及时处理，烧伤患者应及时送医院。

烧伤患者怎样合理补充水分

烧伤患者由于创面渗出水分蒸发，血管通透性增加等原因，常出现不同程度的脱水现象，除静脉补充水分外，每日饮食中含水量应不少于2500ml，并根据患者情况添加各种饮料，如西瓜汁、番茄汁、米汤、菜汤鱼汤等，定量的水分，不仅能维持一定的血容量，而且能及时排出体内的毒素。

维生素、矿物质的补充：烧伤患者除保证足量的热量、蛋白质、水外，维生素、矿物质也是必需营养素。维生素 A 可促进创面愈合，如果缺乏时，则创面愈合慢，易发生应激性溃疡；维生素 B 族是机

体代谢必需的辅酶，同时也能增强患者食欲；维生素C能提高机体抵抗力，缺乏时，伤口不易愈合，抵抗力下降，因此，在饮食中应供给丰富的维生素

【烧伤后饮食须知】

（1）饮食的重要性

①饮食是补充营养物质的最主要途径。

②饮食补充的营养物质较全面，且经济方便。

③合理的饮食，有利于创面修复，改善全身状况，缩短住院时间。

（2）饮食的时间分配

①早、中、晚三餐主食由米饭和面食、蔬菜和肉类（包括鸡、肉、鱼等等）组成，每餐均应有荤有素，保证人体每日所需大部分营养

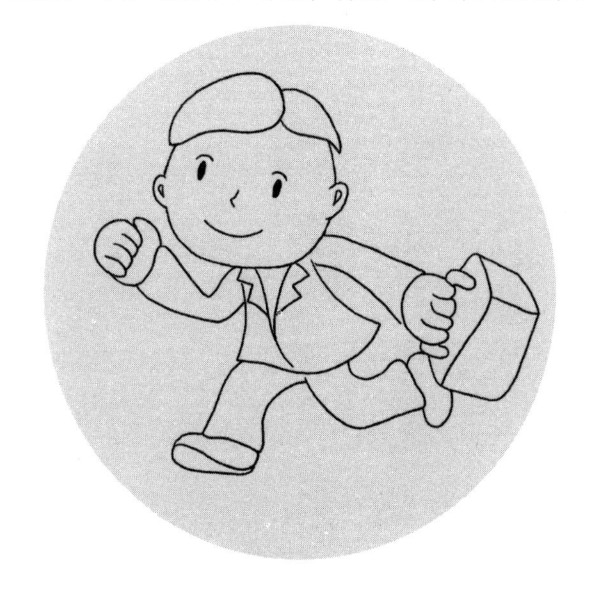

物质的补充。

②三餐之间及睡前可加牛奶、鸡蛋、糕点等。

③餐前餐后辅以水果，以刺激食欲，帮助消化。

④严重烧伤患者的饮食：伤后1 ~ 2天禁食或少进食，第3天以少量试餐开始，如米汤、牛奶等，3 ~ 6餐/日，每次500 ~ 100ml，以后逐步增加肉汤、鱼汤、蛋汤等，每日可进3 ~ 6餐，以清淡易消化饮食为宜。

1周后可将流质饮食改为半流质饮食，进食肉末粥、蒸蛋、面条等。若患者消化功能良好，饮食可逐步恢复同一般患者。

（3）饮食的注意事项

①多进食，尤食鸡蛋、豆类等易吸收的优质蛋白。

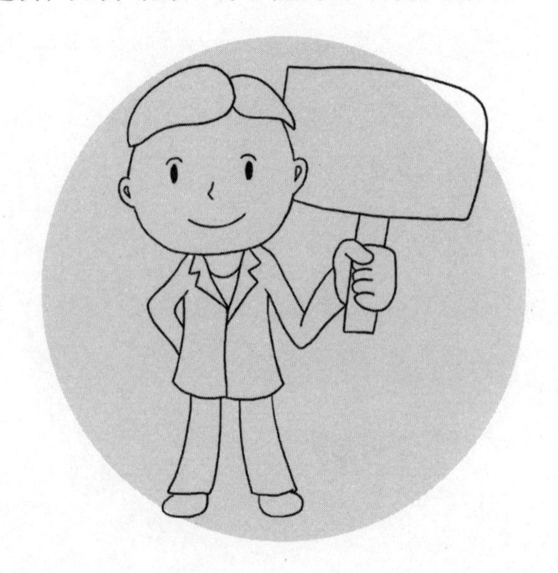

②少食辛辣刺激性食物，如辣椒、姜、蒜等。

【烧伤营养防治】

烧伤后，体内会有大量的热能消耗，创面有大量的蛋白质渗出，体重会随之下降。这时，及时合理的营养治疗显得极为重要。供给患者适量的蛋白质及热能、矿物质和微量元素、维生素、水分等，可减慢体重下降的程度，改善全身营养状况，加速伤口愈合和疾病恢复。同时可预防和减少并发症。

【营养饮食原则】

（1）根据病情和病程，供给适量的营养素，做到饮食上的平衡。

（2）须根据食欲和消化吸收功能进食。

（3）注意根据烧伤部位，确定食物类型。

（4）注意患者的饮食习惯和口味，给予适当的饮食。

（5）有机磷化学烧伤的患者，每天可给予绿豆汤，每天 2 次，连续 7 天，有较好的解毒效果。磷烧伤后忌进食牛奶和含脂肪较高的食物。

【营养配餐】

（1）烧伤饮食食谱组成举例

第一餐：藕粉 9g，白糖 10g。

第二餐：鸡蛋白 20g，白糖 10g。

第三餐：粳米汤 10g，盐 1g。

（2）烧伤流质饮食食谱

第一餐：牛奶 220g，白糖 20g。

第二餐：猪瘦肉 20g，豆腐脑 250g，豆油 2g，盐 1g。

第三餐：橘子 100g，鸡蛋 40g，白糖 30g。

（3）混合奶食谱组成举例

牛奶：100g，全脂奶粉 100g，鸡蛋 120g，巧克力 30g，黄豆粉 30g，富强粉 30g，麦乳精。

（4）半流质饮食食谱组成举例

第一餐：粳米粥 50g，富强粉 60g，猪瘦肉泥 20g，鸡蛋 40g，豆油 10g，盐 1g。

第二餐：鲤鱼 100g，生粉 15g，盐 1g。

第三餐：橘子 100g，白糖 30g，生粉 9g。

第四餐：富强粉 100g，青菜泥 50g，鸡丸 100g，豆油 5g，盐 2g。

（5）软饭饮食食谱组成举例

第一餐：粳米 50g，富强粉 100g，猪瘦肉 30g，鸡蛋 80g，豆油 5g，盐 2g，白糖 15g。

第二餐：鸡肉 30g，鸡蛋 80g，豆油 5g，盐 1g。

第三餐：粳米 150，青菜 100g，青鱼 150g，牛瘦肉 60g，土豆 100g，豆油。

如何减轻烧伤的程度

意外事故发生后，现场一般不会有医务人员指导抢救，主要靠群众自救互救，因此，提高人们自救互救的能力是非常重要的。柴家科教授说，在日常生活中，热力烧伤是最常见的，约占各种烧伤原因中的 85% ~ 90%。热力烧伤现场急救最基本的要求，首先是迅速脱离热源，脱去燃烧的衣服或用水浇灭身上的火。可以就地打滚，

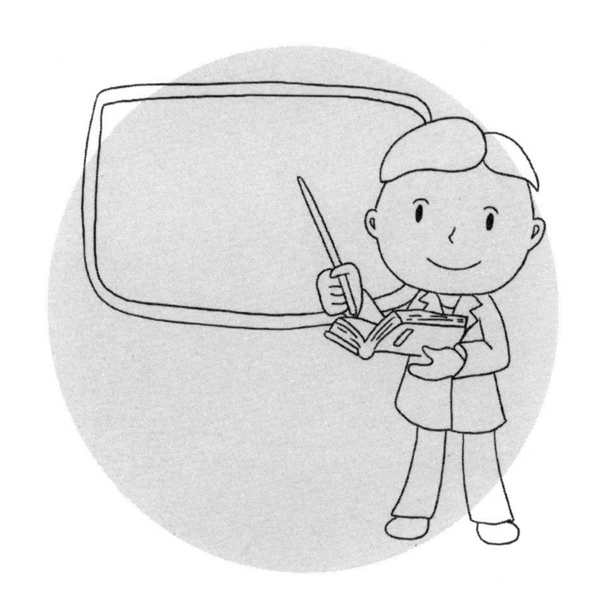

靠身体压灭火苗或由他人帮助，用身边不易燃烧的材料扑打，或用被子、毯子、大衣等覆盖以隔绝空气灭火。切忌奔跑呼喊，因为奔跑会产生风，风助火势，火借风威，会使火越烧越旺。同时喊叫会将火焰和烟雾吸入呼吸道，加重吸入性损伤。如果一时难以脱离现场，可以用湿毛巾捂在嘴上，防止有毒气体吸入，注意保持身体的低姿势，尽量靠近可以透空气的门窗。

对于小范围的局部烧伤，可以用自来水冲洗或井水浸泡，在可以耐受的前提下，水温越低越好。一方面可以迅速降温，减少热力向组织深层传导，减轻烧伤深度，另一方面可以清洁创面，减轻疼痛。不要给烧伤创面涂有颜色的药物如红药水、紫药水，以免影响对烧

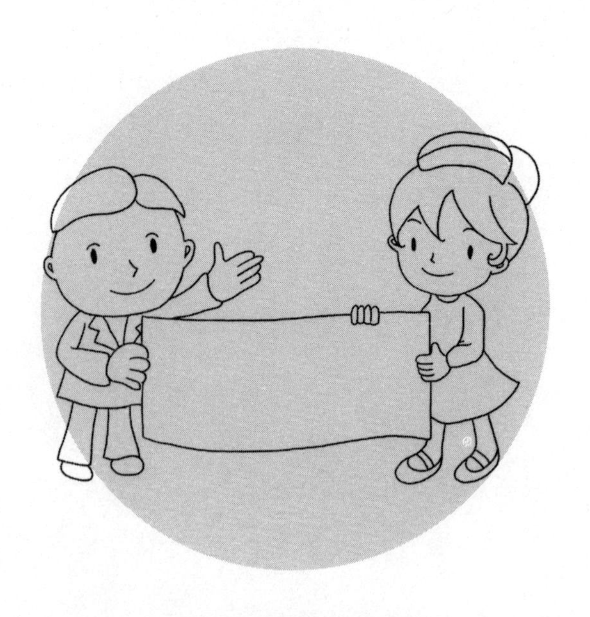

伤深度的观察和判断，也不要将牙膏、油膏等油性物质涂于烧伤创面，以减少创面污染的机会和增加就医时处理的难度。如果出现水泡，要注意保留，不要将泡皮撕去，同时用干净的毛巾、被单等包敷，避免去医院途中的污染。

柴教授说，对于危重烧伤患者，原则上应以就地治疗为主。因为危重烧伤患者休克发生率高，发生的时间也早，有的患者在伤后两小时就会发生休克。如果没有经过复苏补液就匆忙长途转送，由于颠簸，加上途中治疗不及时，就会使伤情恶化，加重休克。有的可能途中死亡，有的送到医院后，会因休克时间过长，缺血缺氧严重，暴发全身性感染，引发各种内脏并发症，甚至多器官功能衰竭而导致死亡。

对于口渴的患者，可以少量多次口服含盐的液体，不要在短时间内服用大量的白开水，以免引发脑水肿和肺水肿等并发症。

烧伤创面的处理原则

通常烧伤指单纯因高温液体（沸水、热油）、高温固体（烧热的金属）或高温蒸汽、火等所致的烫伤，创面处理是贯穿于整个治疗过程中的重要环节，根据烧伤程度的不同而采取不同的创面处理措施。

（1）处理原则

①Ⅰ度烧伤无须特殊处理。

②浅Ⅱ度烧伤采用包扎疗法。水疱皮未破者用75%酒精纱布包扎。水疱皮已破，清创后创面可用凡士林纱布，各类中药制剂（如地白忍合剂，紫草油，虎杖煎剂等），磺胺嘧啶银乳膏，糊剂涂布包扎。6～8天首次更换敷料，继续包扎数天，多可愈合。如出现创面感染，及时去除水疱皮，清洗创面，取半暴露或包扎。

③深Ⅱ度烧伤，取暴露疗法，外涂5%～10%磺胺嘧啶银洗必泰糊剂，每日1～2次，使坏死组织变成干痂，可最大限度地保留皮肤附件上皮，经3周左右可获痂下愈合。深Ⅱ度创面感染，应及时去除痂皮，创面取半暴露或包扎。最好用异体皮，异种皮、冻干皮等覆盖。超过3周或预计在3周内不能自愈的深Ⅱ度烧伤，应将创面坏死组织切除或消除，在新的基础上植皮，以缩短愈合时间和获得好的功能恢复。

④深Ⅱ度烧伤，Ⅲ度烧伤，面积较大的需要移植自体皮片才能消灭创面。伤后即取暴露疗法，涂磺胺嘧啶银或3%碘酊，每日3～4次，烤干焦痂使之干透，干燥的焦痂可暂时保护创面，减少渗出，减轻细菌侵入。然后按计划分期分批地切除焦痂（坏死组织），植皮。

已分离的坏死组织可剪去，如有残存的坏死组织，继续涂磺胺嘧啶银乳膏；如为肉芽创面，可用生理盐水、抗菌药液湿敷，感染一经控制，即行植皮，消灭创面。

（2）处理误区

①烧伤只伤及皮肤：实际上，局部烧伤同样能引起全身性反应。当成人烧伤面积达到20%、小儿烧伤面积达到10%以上时，就可以导致烧伤性休克，心、肝、脑、肺、肾、胃肠等器官都会受到不同程度的损伤，这种现象叫作全身炎症反应综合征（SIRS），也有专家建议把烧伤称为烧伤病。也就是说，它不只是一种伤，而是一种全身性的疾病，需要进行综合治疗。

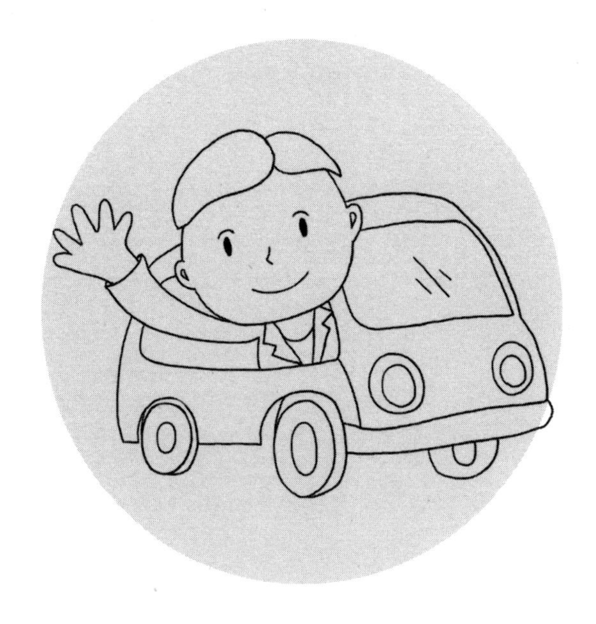

②伤后不用冷水冲：有人认为，烧伤后不能用冷水冲，否则会起疱。其实，烧伤后起不起疱，只与烧伤的原因和深度有关，而与是否接触冷水无关。Ⅰ度烧伤损伤轻、渗液少，一般不起水疱。浅Ⅱ度烧伤渗出较多，往往会起大小不等的水疱。Ⅲ、Ⅳ度烧伤损伤深，皮肤因脱水而出现干性坏死，一般不起水疱。而电烧伤、化学烧伤、固体热物烧伤大都会起水疱。

如果被烧伤后立即用冷水冲洗较长时间，由于创面血管能在冷水作用下收缩，组织液渗出较少，反倒可以减少水疱。而且用冷水缓慢冲洗烧伤部位 10 分钟以上，可有效降温，可防止热源持续作用。

③用酸碱中和法缓解：有人主张酸烧伤用碱中和，碱烧伤用酸

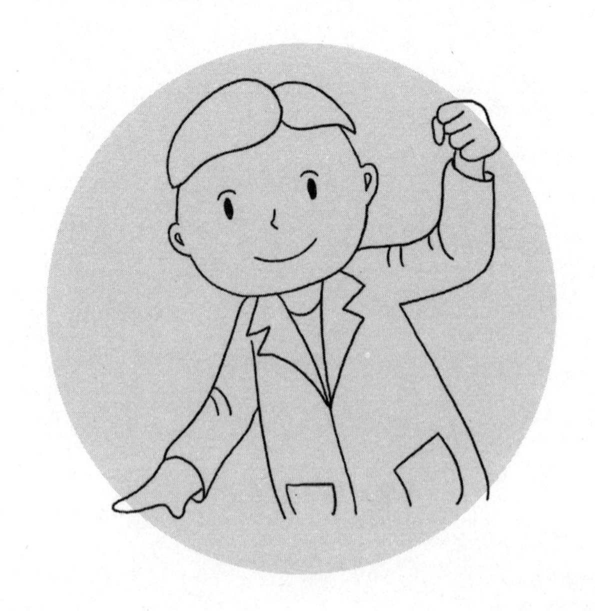

中和，这种说法从理论上说是对的，但在实践中不可取。因为在酸碱中和的过程中会放热，会在原来化学烧伤的基础上又产生了热烧伤，加重伤情。所以，现在不主张化学烧伤后使用酸碱中和法，而主张用大量冷水持续冲洗。

④涂牙膏、紫药水和红药水：牙膏、红药水、紫药水都不能控制创面感染。而且由于颜色遮盖了创面，还容易影响医生对烧伤深浅程度的观察。

⑤在创面上涂药：在烧伤创面上涂药好像是天经地义的事，许多外用药物的说明书上也写着清洁创面后将药物直接涂于创面。可是，直接在创面上涂药会刺激创面并造成剧烈疼痛。如果把药物涂在纱布上，再轻轻贴在创面上，既能达到同样的目的，又不会出现剧烈疼痛。

手部烧伤植皮后的康复治疗

手部深Ⅱ度以上烧伤，常采取中厚皮片移植术或全厚皮片移植术。皮片成活虽然覆盖创面，但由于皮片边缘瘢痕增生或挛缩，可影响手的功能恢复，有的甚至造成功能障碍，严重影响生活质量。因此，手烧伤植皮后可采取以下康复措施。

（1）生活调理

①双手浸浴：拆线后1周内，每日用半盆沸水自然冷却至39～40℃，浸泡双手，如果向温水中加入次氯酸钠，配成0.1%次氯酸钠溶液，效果更佳。一则可清除血痂和周围的腐皮，二则借助水的浮力作用，有助于手的主动活动。浸泡时间不要过长，以5～10分钟为宜。水温不能超过40℃，水温过高可致皮肤毛细血管剧烈扩张，增加通透性，引起皮下渗液，形成水疱。

②保持手的功能位：手植皮术拆线后1个月内不要长时间下垂，最好放于胸前，防止手部水肿和植皮区起水疱。夜间睡眠时手要保持功能位，应处于腕背屈15°～30°，掌握关节屈曲70°～80°，手掌烧伤时，手部各关节应保持伸直位。

③加强局部保护：植皮区拆线后1个月内每日涂康复奶2～3次（康复奶适用于伤后愈合创面。具有保湿润湿皮肤、美白功能，对伤后皮肤色素沉着有显著改善作用）。要防止外伤和暴晒、冻伤。如植皮区域出现直径小于1cm小水疱，可以不用处理，保护其不破溃，一般在3～5天可自行吸收。水疱直径大于1cm就应该给予处理，用75%乙醇消毒水疱，用注射器将疱液抽尽，疱皮保持完整，保持局部干燥，一般3～5天即可愈合。如果疱皮破裂，露出基底，则应及时换药处理，一般局部涂0.25%碘伏，并保持清洁干燥。

（2）特殊护理

①压力疗法：利用弹性手套对手部植皮区持续加压，预防和减轻瘢痕增生，并减少充血，减轻水肿。

注意事项：早用，拆线后创面完成愈合即可应用。为防止刚愈合的植皮区皮肤损伤，早期内层垫1～2层纱布再戴弹力手套。早期佩戴时，会感手部肿胀疼痛，但能忍受，只要坚持1～2周后此症状常可自行解除。

压力适当：压力以患者能够承受为准，过紧影响血液循环，过松则达不到压力疗法的目的。

持续加压：需要24小时连续佩戴，睡眠时切勿解开，患手要抬

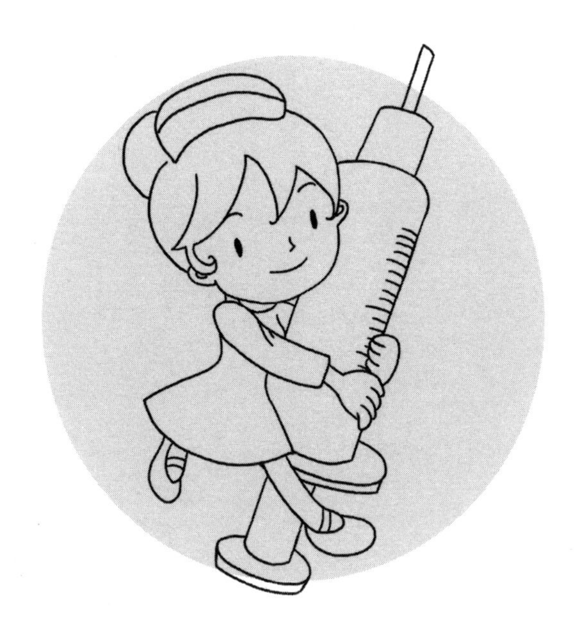

高，预防手部肿胀。

②按摩疗法：对创面已愈合、皮片成活良好的患者可进行局部按摩，以促进皮片软化，增强皮肤弹性。烧伤按摩手法为：将按摩力垂直于挛缩方向，进行垂直的螺旋形移动，按摩动作要果断而轻柔，治疗前局部可涂液状石蜡。早期采用轻柔的按摩法，并勤换手法和部位，每天1～2次，每次30分钟，随着皮片的韧性增加，可加大按摩力度。在按摩的同时进行对指、对掌、分指、握拳等关节活动度训练。各关节被动活动的范围以病人能够忍受为限。手部烧伤伴有指间关节或肌腱受损者，关节活动幅度要适当，动作要轻柔。

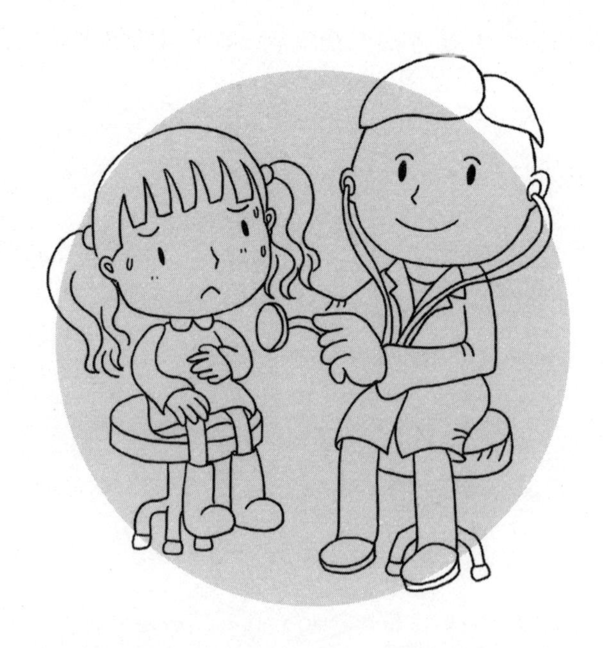

③支具使用

可塑夹板的性能：可塑性夹板以氯乙烯、醋酸乙烯为主要原料的氯醋夹板，其特点是无毒、无刺激性，在温度40～50℃开始变软，70℃左右可随意塑形，常温下1～3分钟内硬化，可反复使用。

制作方法：手背烧伤可用可塑夹板制成腕背伸15°～30°，掌指关节屈曲70°～80°，指间关节伸直，拇指外展对掌位的夹板。手掌烧伤患者，可塑成手部固定于伸直位的夹板。所有夹板应夜间使用，白天以锻炼为主。

（3）功能锻炼

①日常生活动作训练：日常生活动作训练有极大地调动患者的参与意识，既能改善功能，提高生活能力，又可稳定情绪，增强心理适应，减轻家庭的负担。生活动作训练要循序渐进，拆线后即训练用患手握勺吃饭，第一周在勺柄上缠上绷带，增加摩擦力，待手指活动稍灵活后改用筷子吃饭。随着时间的推移，可逐步训练其穿衣、系扣、穿鞋、系鞋带、剪指甲等，以达到生活完全自理为止。

②器械训练：现在体疗器械已开始走进千家万户，患者出院后可以在家中利用体疗器械进行锻炼。具体方法：利用握力器或球体锻炼手指屈曲和握力，每天2～3次，早期每次5～10分钟，随着耐力和皮片的韧性增加，可逐渐延长时间，锻炼的时间越长越好；

利用分指板促使手指伸展和分指，每天2 ~ 3次，每次10 ~ 30分钟，1个月后如果指蹼处没有瘢痕增生，可结束此种锻炼。

③作业训练：作业疗法方法很多，一般可根据患者的兴趣和自己的具体情况进行一些作品制作，借以锻炼患者的手指灵活度，并增加其主动锻炼的意识。作品制作可以从简单到复杂，如书法、绘画、雕刻、编织等逐步进行，可早期让患者自己安排，鼓励其独立完成，实在无法完成时可给予适当协助。

④技能训练：技能训练是患者重返工作岗位前的过渡性训练，一般可根据患者的职业选择训练的内容，如有计划地安排与原职业相近的劳动技能。脑力劳动者可练习书写，打算盘，微机操作等；体力劳动者可以训练锯、刨、拧螺丝钉、钉木板、装卸推车等。

（4）术后复查：一般手术后1个月、2个月、3个月、6个月、1年，分别到医院复查，复查的内容为植皮区域是否有弹性，瘢痕是否增生，功能是否有障碍，是否影响发育，锻炼的方法是否正确，预防瘢痕的措施是否正确等。

强酸烧伤的现场急救

（1）迅速脱去或剪去污染的衣服。

（2）酸烧伤后立即用大量流动清水冲洗是最为重要的急救措施。冲洗时间约需 20 ～ 30 分钟。早期一般不需中和剂。冲洗既能稀释酸又能使热量随之消散。可用试纸测定创面 pH，直至 pH 接近中性停止冲洗。

（3）冲洗后，必要时可用 2% ～ 5% 碳酸氢钠、2.5% 氢氧化镁或肥皂水处理创面。中和后，仍用大量清水冲洗，以去除剩余的中和溶液、中和过程中产生的热及中和后的产物。

氢氰酸及氰化物烧伤的现场急救及治疗

（1）由于氰化物毒性极大，作用又快，即使对可疑有氰化物中

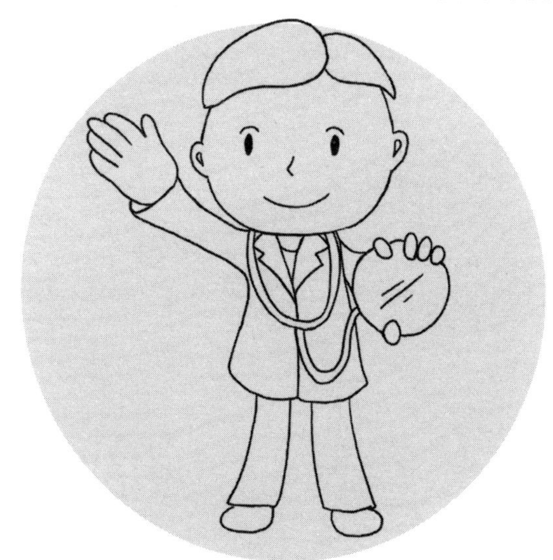

毒者，必须争分夺秒，立即进行紧急治疗，以后再进行检查。

（2）急救处理采用亚硝酸盐，硫代硫酸钠联合疗法。其原理是亚硝酸戊酯和亚硝酸钠使血红蛋白迅速转变为较多的高铁血红蛋白，后者与 CN^- 结合成比较稳定的氰高铁血红蛋白。数分钟后氰高铁血红蛋白又逐渐离解，放出 CN^-，此时再用硫代硫酸钠，使 CN^- 与硫结合形成毒性极小的硫氰化合物，从而增强体内的解毒功能。这一处理是氢氰酸烧伤抢救成功的关键。其方法是立即吸入亚硝酸戊酯（0.2 ~ 0.6ml）15 ~ 30 秒，数分钟内可重复 1 ~ 2 次；缓慢静脉注射 3% 亚硝酸钠 10 ~ 20ml（注射速度 2 ~ 3ml/min）；接着静脉注射 25% ~ 50% 硫代硫酸钠 25 ~ 50ml。同时可采取葡萄糖液输注。

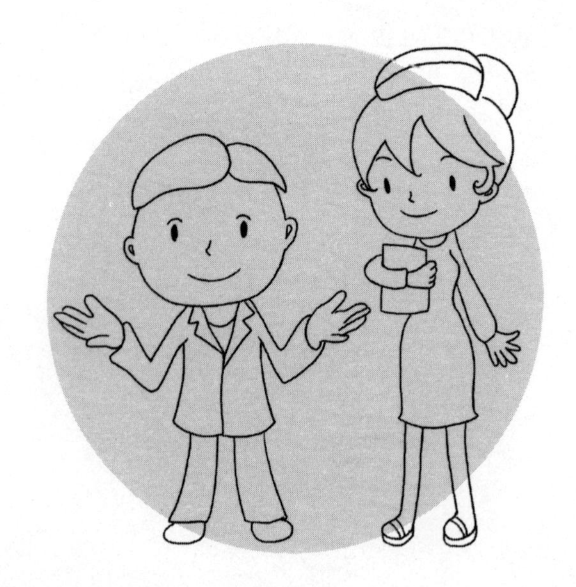

（3）创面可用1∶1000过锰酸钾液冲洗，再用5%硫化铵湿敷。其余处理同一般热力烧伤。

预防瘢痕的重要性与时机

瘢痕增生是烧伤患者创面愈合后的严重后遗症，烧伤后是否遗留瘢痕主要取决于烧伤创面的深度，由创面本身愈合过程中的病理改变所致，深Ⅱ度和Ⅲ烧伤愈合后常形成严重的瘢痕，创面也会因感染、受压、营养不良等原因，使创面愈合延迟，形成瘢痕。另外，瘢痕的形成与年龄也有一定关系，儿童、青少年有形成严重瘢痕的倾向。有色人种和瘢痕体质的人，都有发生瘢痕过度增生的倾向。化学烧伤、凝固汽油烧伤，常产生严重瘢痕；烧伤越深（深Ⅱ度以上创面），瘢痕增生越明显；创面感染常会增加瘢痕形成的机会和严重程度；瘢痕挛缩和增生会严重影响患者的生活质量。由于对瘢痕形成的机制尚不清楚，因此目前还没有防治瘢痕的特效药物，但早期预防对瘢痕增生和挛缩有一定效果。预防措施主要有：深度创面应防止和控制感染，只要全身情况允许，尽早进行手术植皮或皮瓣修复；创面一旦愈合，即尽早坚持用弹力绷带或弹力套加压，使用时昼夜坚持，这样可以有效地减少瘢痕挛缩和增生；尽早进行功能锻炼可以减轻瘢痕挛缩引起的功能障碍。目前多主张在烧伤治疗过程中即进行早期功能锻炼，如果患者积极配合，常可获得较理想的治疗效果。

谨防低温烧伤

低温烧伤的现象越来越多，老人和小孩低温烧伤的发病率更高。究其原因，是他们在休息时，用热水袋或电暖壶等取暖，或理疗时使用不当，致使低热力长时间接触人体皮肤所致烫伤。烫伤后，多是深二度或三度的烫伤，往往发现晚，仅见小水疱，不予重视或被误诊，致使经久不愈。传统换药治疗有一定的难度，少则 20 余天，多则数月，甚至一年多都难以愈合，患者很痛苦，往往需要手术植皮方能痊愈。

低温烧伤的危害性很明显，老人和小孩更应加以预防。在使用热水袋或电暖壶时一定要用棉套包好，避免与人体皮肤接触，或睡前先暖被窝，睡时立即取出，更不要长时间的贴近暖气片等取暖设备休息。理疗时，要掌握电热板的受热高度和理疗时间。如此才能有效地避免低温烧伤的发生。

浸浴疗法适用于哪些烧伤患者

浸浴疗法又称水疗，是将患者身体的全部或部分浸于温水或药液中一定时间，是治疗烧伤的重要措施之一。通过浸浴疗法可达到如下目的：

（1）可以比较彻底地清除创面脓汁及疏松的脓痂和坏死组织。

（2）可减少创面的细菌与毒素。

（3）可使痂皮或焦痂软化、促进分离，便于剪痂，及有利于引流痂下积脓。

（4）可控制感染，促使严重烧伤后期残留的顽固小创面愈合。

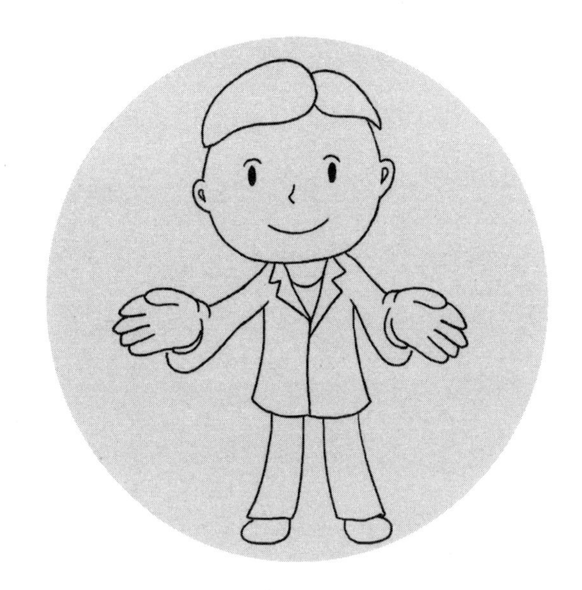

（5）可减少伤员换药时的疼痛，因浸浴后敷料去除容易。

（6）伤员浸浴时，可促进循环，改善功能。

浸浴疗法适用于：

（1）烧伤后任何感染创面。

（2）常规换药不能清除创面分泌物者。

（3）烧伤后期残余创面。

（4）烧伤创面植皮术前。

（5）烧伤创面痊愈后功能锻炼者。

另外，对于早期大面积烧伤（1～2周内）患者；出现败血症或脓毒血症的患者；有严重心肺疾病和全身状况差的患者；女性月

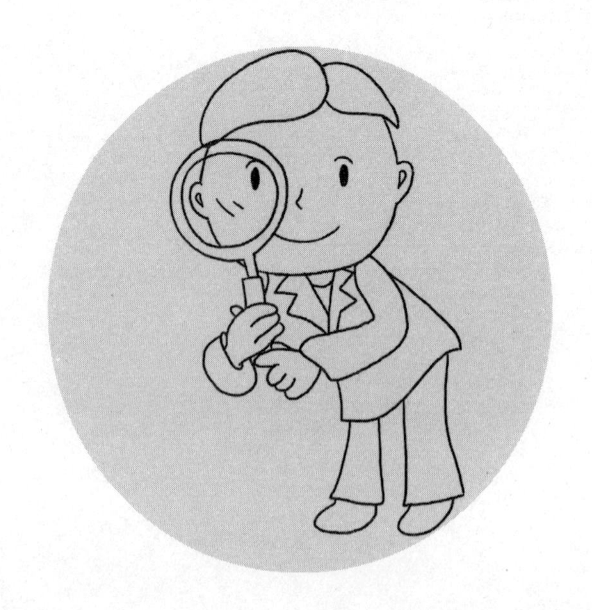

经期等都应禁止浸浴。

吸入性损伤的处理

吸入性损伤指由于人体吸入大量的热、蒸汽、火焰、有毒烟雾或化学毒剂等，造成的口鼻腔、咽、喉部以及气道甚至肺的损伤，是火灾现场造成人员伤亡的主要原因，也是决定烧伤早期死亡率和预后的一个主要因素。吸入性损伤致伤因素是多方面的，常见的主要原因是热（包括蒸汽、火焰等）和化学物质（包括烟雾、化学毒剂和腐蚀性酸碱等），或二者复合。

（1）吸入性损伤的特点

①严重的头面部烧伤可伴有不同程度的吸入性损伤，轻度或无头面部烧伤也可有严重吸入性损伤。

②吸入性损伤可分为轻、中、重三度。轻度损伤限于鼻腔和咽部；中度损伤波及喉和气管；重度损伤累及支气管、细支气管甚至肺泡。

③吸入性损伤主要表现为刺激性咳嗽、呼吸困难、低氧血症或急性呼吸窘迫综合征（ARDS）。

④病情进展过程中，可因坏死黏膜脱落或气管内出血引起窒息。

⑤重度吸入性损伤治疗困难，死亡率高。

（2）吸入性损伤的治疗原则

①保持呼吸道通畅，防止气道梗阻。

②纠正低氧血症，维持气体交换功能。

③补足血容量，改善肺循环。

④防治肺部感染。

⑤维护心脏功能。

⑥及时开始心肺康复训练。

烧烫伤后的冷疗

据有关资料介绍，欧美国家普遍更注重烧烫伤病的预防。荷兰等国家烧伤科设有“预防部”，医生担负了宣传预防烧伤知识的任务，因此，市民对烧伤知识的知晓率普遍较高。欧洲发达国家对烧伤后的应急方式是浇冷水的知晓率超过 95%，而我国这一比例仅为 33% 左右。我们应该加强这方面的知识普及。

冷疗是小面积烧伤，尤其是肢体的急救措施之一，临床应用非常广泛，但由于急救知识的匮乏，很多伤病员并没有做到这点，而是采用了很多所谓的秘方，包括很多非本专业的医生都是如此，比如牙膏外用，泡菜水冲洗，生菜油外用，酱油外用，大酱外用，甚至白糖外用，猫骨灰外用、童子尿、胎耗子油等。

冷疗的具体方法是在伤后用冷水对创面淋洗、浸泡或湿敷，以便迅速带走余温，此法可以减轻疼痛、阻止热力的继续损害、减少渗出以及水肿。

冷疗时应注意：

（1）伤后即刻进行为最佳。

（2）水温 5 ~ 20℃为宜，以患者感觉舒服为宜。

（3）持续时间一般为 30 ~ 60 分钟，最好以祛除水源后不痛为佳。

（4）冷疗仅限于中小面积，不适合大面积，即不适宜需要立即进行抢救的患者。

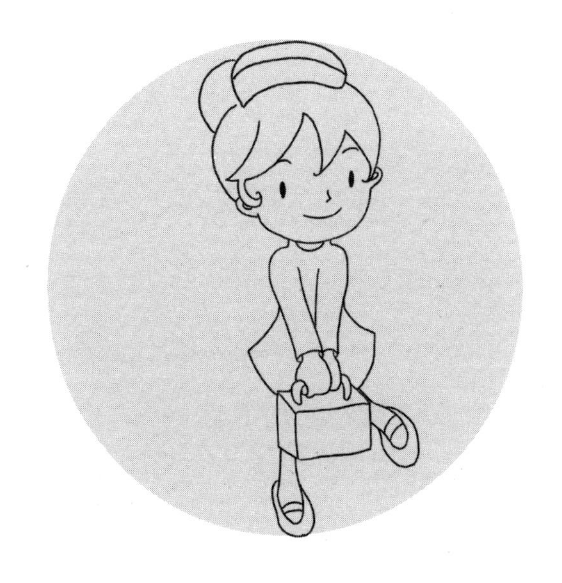

什么样的创面需要植皮

一般而言，超过 3 周不愈合的创面，就应该植皮修复，植皮的目的并非仅仅是修复创面，也是为了避免和减轻将来此类深度创面的严重增生性瘢痕。如果继续保守治疗的话，最终估计也勉强能愈合，但是那需要漫长的时间和承受很多不必要的痛苦，意味着严重的增生性瘢痕，应尽快手术修复创面，然后采取综合措施进行抗瘢痕治疗，如有必要的话，后期可行整形手术矫正畸形和改善外观。

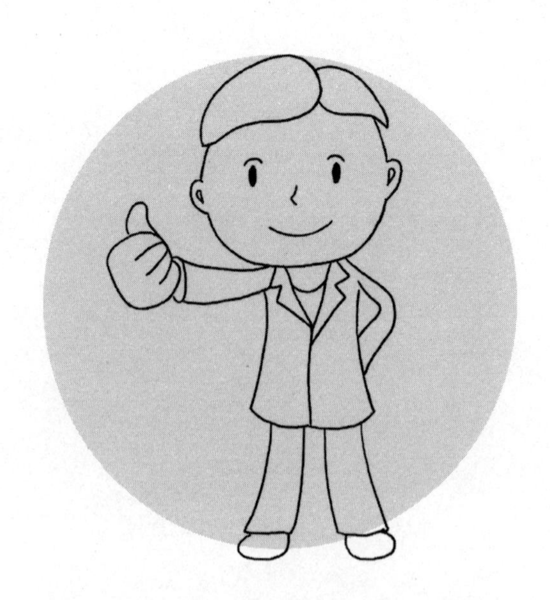

中医辨证治疗

（1）中医疗法

①毒热炽盛型（早期）

治法：清热解毒，凉血护心。

方药：用解毒清营汤加减。

银花30g，蒲公英30g，黄连10g，连翘30g，赤芍15g，白茅根30g，粉丹皮15g，生地30g，绿豆衣15g，茜草根15g。

②热盛伤阴型（中期）

治法：解毒利湿，养阴清热。

方药：解毒养阴汤加减。

生地15g，石斛15g，二冬各15g，玉竹10g，南北沙参各15g，银花30g，蒲公英30g，连翘15g，茯苓10g，泽泻10g，六一散30g。

③气血两虚型（后期）

治法：益气养血，健脾和胃。

方药：八珍汤加减。

生芪30g，党参10g，白术10g，茯苓10g，炙甘草10g，当归10g，川芎10g，白芍15g，二地各15g，陈皮10g。

（2）局部治疗：适宜中、小面积烫伤。

①Ⅰ度外用紫草油（紫草茸1000g，芝麻油5000g，浸泡一昼夜，文火炸焦黄，去渣）。

②浅Ⅱ度外用烧伤1号油。

③深Ⅱ度和Ⅲ度烧伤可先用紫色疽疮膏和化毒散膏各半混匀外敷，等痂皮脱落后，可撒布五白粉，暴露创面。

④等腐肉脱净后，肉芽新鲜之疮面，外用生皮粉或敷甘乳膏。

特殊部位烧伤的处理

（1）特殊部位主要指有独特功能的体表器官，烧伤后的治疗和修复方法有别于其他体表部位，应予特别重视，如：颜面（双眼、双耳、鼻、口唇）、双手、会阴。

（2）手烧伤的机会最大，深度烧伤较多，手背皮下组织少，易波及至深部肌腱、关节和骨骼，处理不当致残率较高。愈合后常伴有挛缩畸形和功能障碍。手背部深度烧伤后的典型改变为爪状手畸形。手部深度烧伤后应注意局部循环的改变，有环状焦痂或水肿严重者应早期行减张术；手部的水肿会导致功能障碍，严重者形成冻结手，应抬高患肢，并早期活动减轻水肿；注意控制

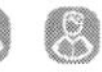

继发感染；手背部深Ⅱ度及以上的创面应早期行切削痂植皮或皮瓣修复手术。

第 5 章

康复调养

三分治疗七分养，自我保健恢复早

烧烫伤后疼痛怎么办

烧烫伤后的第一感觉就是创面剧烈疼痛，如何快速有效地减轻疼痛是伤者最为迫切的要求。

其实，烧伤后疼痛是人体的一种保护反应，有利于身体及时采取措施防止受到进一步的伤害，从这个角度考虑，疼痛并不完全是坏事情。但是严重的疼痛，可以导致机体出现应激反应，甚至出现休克进而危及生命，所以及时采取措施给予治疗还是很有必要的，临床医生也很重视对烧伤患者疼痛的治疗。

烧烫伤后疼痛是由于局部皮肤损伤产生的刺激因素作用于感觉

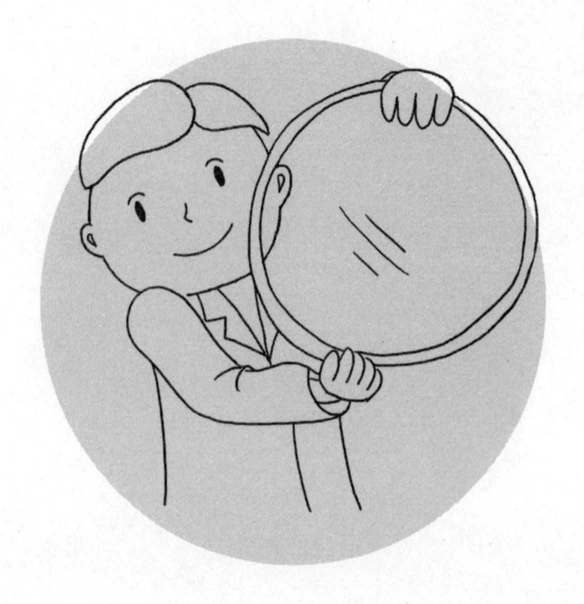

神经末梢产生的，所以一般认为烧伤的深度越浅，疼痛越重；烧伤深度越深，疼痛越轻。皮肤全层破坏的深度烧伤就没有疼痛感觉了，因为感觉神经末梢遭到破坏，自然感觉不到疼痛。因此，一般情况下，疼痛越剧烈，说明烧伤程度越轻。

在烧烫伤后采取积极的处理可以有效减轻疼痛，常用的方法如下：

（1）尽早用凉水冲洗创面，具有明显的降温止痛效果，一般要求用15℃左右的水冲洗创面，持续20 ~ 30分钟，有利于减轻热量的进一步损坏，也有助于减轻水肿。面积较大的烧烫伤要适度掌握，防止低温损害。

（2）创面用油性的药物涂覆，可以对创面进行保湿，缓解疼痛。在这方面中医有自己的经验，比如古代验方有香油、獾油等，但应注意在用中药治疗时一定要严格消毒灭菌，防止创面感染。

（3）创面消毒避免用刺激性强的消毒剂，比如酒精、碘酊等，可以选择刺激性较小的消毒剂，比如碘伏。

（4）创面尽可能用比较厚的敷料包扎，一方面可以保护创面，与外界隔离，防止创面污染，另一方面可以保温保湿，减轻疼痛并有助于创面的愈合。

（5）严重的疼痛可以适当应用镇痛药物渡过难关，适度镇痛不会影响创面愈合。

（6）身体低位的创面，如发生在双下肢的烧烫伤，给予适当的加压包扎对减轻疼痛也有帮助。

（7）严格无菌操作，预防感染。创面感染不但引发疼痛，而且可导致创面加深、延缓愈合。

夏季烫伤烧伤后应如何急救

夏季，由于天气炎热，人们衣着往往较少，皮肤暴露在外的地方很多，因此在日常生活中发生烧、烫伤的机会也相应增加。当不小心发生烧、烫伤时，如能采取及时正确的自救措施，可大大减轻烧、烫伤的严重程度。那么，如何及时采取自救措施，最大限度减低受伤程度呢？经多年临床实践并总结指出：一脱、二冷、三盖、四送紧急处理的四要素。

脱：即尽快脱去着火或沸液浸渍的衣服，特别是化纤衣服。这样做的目的，是为了避免着火衣服或衣服上的热液继续作用，使创面加大加深。但是，若贴身衣服与伤口粘在一起时，切勿强行撕脱，以免使伤口加重，可用剪刀先剪开，然后将衣服脱去。

冷：即冷疗，是烧伤早期最为有效而经济的急救手段。烧、烫

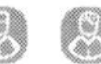

伤后及时冷疗，可防止热力继续作用于创面使其加深，并可减轻疼痛，减少渗出和水肿。伤后宜尽早进行，越早效果越好。方法是将烧、烫伤创面用自来水淋洗或浸入水中（水温以伤者能承受为准，一般为15～20℃，热天可在水中加些冰块），也可用冷（冰）水浸湿的毛巾、纱垫等敷于创面。冷疗的时间没有明确的限制，一般以冷疗之后不再剧痛为止，通常需要0.5～1小时。冷疗一般适用于中小面积烧伤，特别是四肢的烧伤；若烧、烫伤面积大，则不必浸泡过久，以免体温下降过低，或延误治疗时机。

盖：即保护好创面，尽量不要弄破水疱。用清洁干净的床单、布条、纱布等，覆盖受伤部位。注意不要在受伤部位涂抹麻油、酱油、

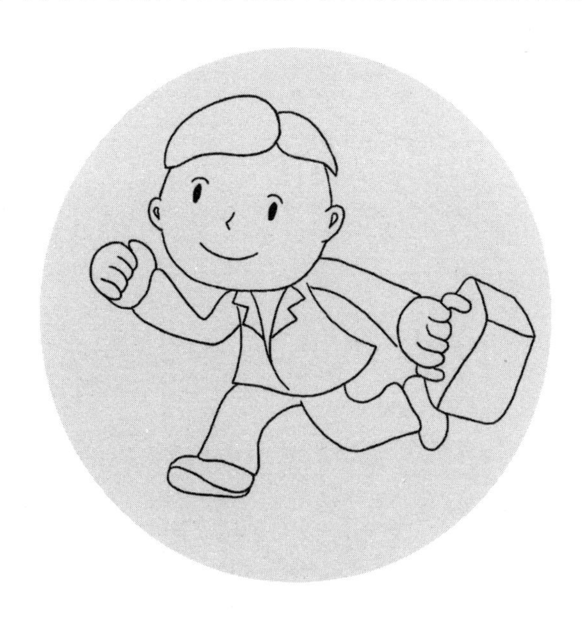

牙膏、肥皂、草灰等，因为这样做不但没有效果，还容易造成感染。同时也不要外涂某些有颜色的药物如甲紫、红汞等，以免影响医护人员对创面深度的判断和处理。

送：即迅速送往正规医院诊治。除面积很小的浅度烧、烫伤可以自理外，其他情况最好尽快送往附近的医院做进一步的伤口处理，若伤势较重需要住院治疗，则最好送到设施条件好、经验丰富的烧伤专科救治。在送往医院的途中，如果伤者口渴，可给少量淡盐水多次饮用，禁止单纯喝白开水或糖水。

夏季是烧、烫伤等意外事故高发的季节，除了平时要加强安全意识外，还需要增强自救意识和及时处理能力，尽可能把损伤降到最低限度。

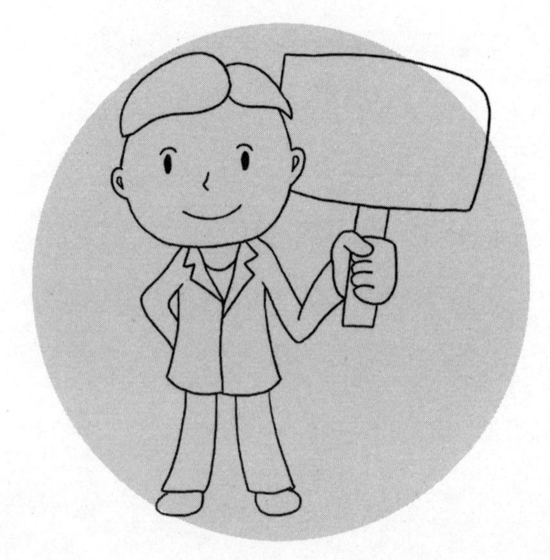

烧烫伤后第一时间应该做什么

在临床工作中接触到很多患者，由于不了解烧烫伤急救常识，以致烧烫伤创面加深甚至感染，导致无法弥补的遗憾（如浅度烧伤却遗留瘢痕），感觉甚为可惜。因此有必要跟大家讲一讲烧伤后如何正确采取第一时间的急救。

我们知道，影响烧烫伤局部严重程度的因素主要有三个：①热源的温度；②受热的持续时间；③是否合并感染。

就像我们煎鸡蛋一样，炉火越大，时间越长，鸡蛋越容易变焦；而火候越小，时间越短，鸡蛋越嫩。人的皮肤也跟鸡蛋一样是由蛋白质构成的，损伤的程度主要取决于温度与时间。而一旦创面感染，会使皮肤残存组织遭到破坏，并使创面滞留于炎症期，延缓进入修复期，使创面加深、愈合时间延长。

那么我们在烧烫伤急救的时候，就要围绕这三个因素采取对应措施。概括起来就是按顺序排列的五个字（五个步骤）：脱、冲、泡、盖、送。

“脱”：有两方面含义：①脱离，指脱离火场，也就是逃生；②脱去，指脱去着火或被热液浸湿的衣物。核心思想就是脱离致热源、减少受热的持续时间。需要注意的是：脱去衣物时应轻柔、快捷，避免碰破水疱、加重损伤，可以用剪刀剪除衣服。

急救时还应该注意以下几点。

①忌用手扑打，以免造成手的严重烧伤而影响功能，可迅速卧倒，在地上慢慢滚动，压灭火焰。

②不能在衣服着火时站立或奔跑呼叫，以防增加或加重头面部烧伤或吸入性损伤。

③帮助灭火时，可用不易燃材料，迅速覆盖着火处，使之与空气隔离。

④在通风不良的空间发生火灾，要用湿毛巾捂住口鼻，低身迅速疏散至楼外。因火焰烟雾中的有害颗粒一般均浮在空气上方。

“冲”：立即用大量自来水冲洗，可以使局部降温、冲掉沾染的热液，防止热力继续作用于创面使烧伤深度加深，同时以水为净，冲掉污染物，使局部清洁。

“泡”：继续用凉水浸泡，不少于20分钟，到创面不再剧痛为止。

冲和泡我们称之为“冷疗”，不仅可以局部降温，减轻烧烫伤严重程度，还可起到减轻疼痛，减少渗出和水肿作用。冷疗适用于中、小面积的烧伤，特别是四肢烧伤，而大面积烧伤则无此必要，应注意患者的保暖。

“盖”：是烧伤创面保护的问题。经过冲洗浸泡后，应该用就近可得的纱布敷料等医疗用品或干净的被单、衣物等简单包扎，避免转运途中创面受损或污染。忌用塑料布包扎或覆盖，因其不透气，创面会发生浸渍而加速创面感染。也不能用纸覆盖，以免纸张划破创面或被渗出物浸渍粘连于创面。

“送”：转送的问题。除极小的浅度烧伤（如仅为红斑）可以自行处理，冲洗浸泡后外涂一些家庭常备烧烫伤药物（如京万红）外，最好前往邻近的有烧伤治疗能力的医院或门诊做进一步的伤口处理。若伤势较重，需要住院治疗，在市内应尽快送到设施条件好、技术先进、经验丰富的综合性医院烧伤专科。若路途较远，车程在 2h 以上的，应在积极抗休克治疗、保证患者安全的前提下转诊。

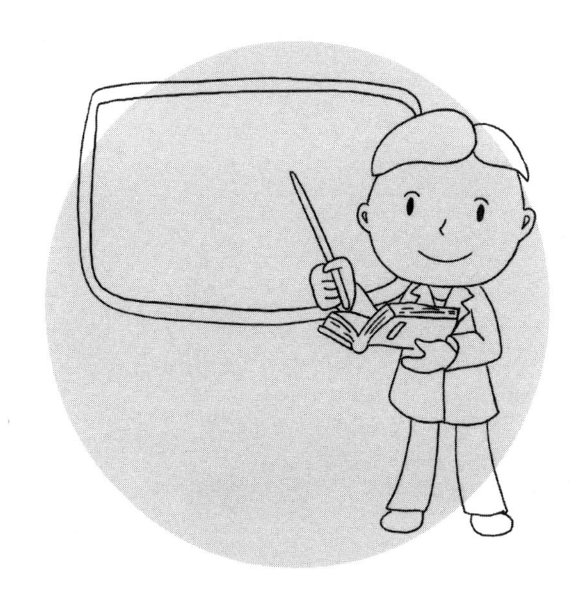

其他需要注意的方面：

①受伤后第一时间立即采取上面说的五步法紧急处理，就可能使能造成形成瘢痕的深Ⅱ度烧伤变为不形成瘢痕的浅Ⅱ度烧伤。反之就会错过治疗的最佳时机，留下终生遗憾。

②千万不要相信所谓偏方，乱涂一些大酱、牙膏及未经国家批准认可使用的自配药物，有可能造成创面感染，使浅Ⅱ度烧伤因感染变为深Ⅱ度甚至Ⅲ度烧伤，造成愈合延长甚至形成瘢痕。

③小面积轻度烧伤，患者体液丢失少，对喝水无特殊要求。大面积烧伤由于体液丢失严重，刺激口渴中枢，患者异常口渴，往往造成过度饮水，可能发生水中毒及急性胃扩张。现场不具备输液条件，一般可口服补液，但不宜口服清水，应以含盐饮料为宜，要注意量

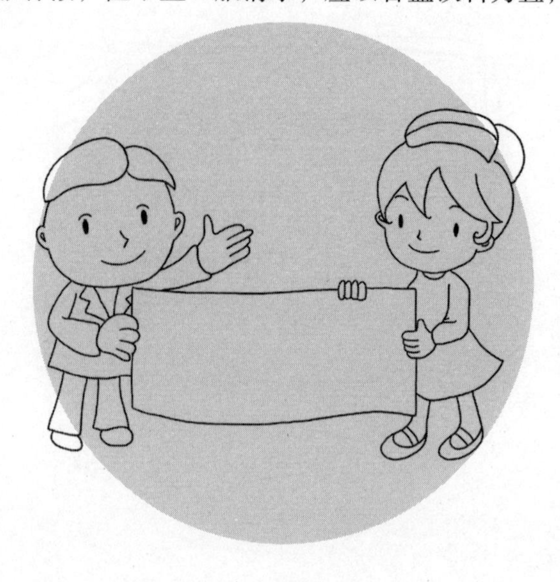

的限制。

④一些特殊烧伤不能用水冲洗，如：生石灰烧伤、火药烧伤等。

烧伤瘢痕整形

整形外科对烧伤后瘢痕的治疗方法：

（1）瘢痕磨屑。

（2）激光。

（3）瘢痕分次切除手术。

（4）瘢痕切除、局部改形手术，最常用的是Z字整形技术。

（5）瘢痕切除，皮片游离移植技术。

（6）皮肤软组织扩张技术。

（7）带蒂皮瓣或各种游离皮瓣修复技术。

（8）同位素贴敷治疗。

烧伤后手部畸形及腋窝瘢痕挛缩的治疗方法：

手烧伤后的典型表现是爪形手畸形。手功能位的丧失将严重影响手的功能。手背瘢痕的挛缩导致掌指关节处于过伸位，指间关节屈曲，拇指内收，小指向尺侧偏，手纵弓和横弓消失，形成典型的爪形手畸形。

爪形手的治疗是一个非常复杂和系统的工程，要针对存在的所有畸形分别予以处理，并尽可能地保留手的功能。

肩关节是人体活动最多的一个关节，疤痕挛缩将严重影响肩关节的自主活动。如果腋窝的瘢痕延伸至躯干，患者的穿衣、吃饭和姿势都会受到影响；如果瘢痕延伸至手臂，则肘关节的活动也将受累。由于腋窝独特的形态学结构，造成这一部位烧伤后很容易出现疤痕挛缩。

腋窝疤痕挛缩的治疗方法：

（1）保守治疗：在烧伤后早期坚持锻炼，佩带模具，以尽可能地保留上肢的外展、上举和肩关节的活动范围。

（2）手术治疗

①瘢痕松解、局部改形：适用于蹼状的腋窝瘢痕挛缩。

②瘢痕切除、松解，皮片游离移植手术，容易引起再次挛缩。

③瘢痕切除、松解，局部皮瓣转移修复手术。

烧伤早期如何运用运动疗法进行康复

运动治疗应在患者全身情况好转后尽早进行，但要严格掌握运动量，循序渐进慢速进行。运动疗法主要包括：

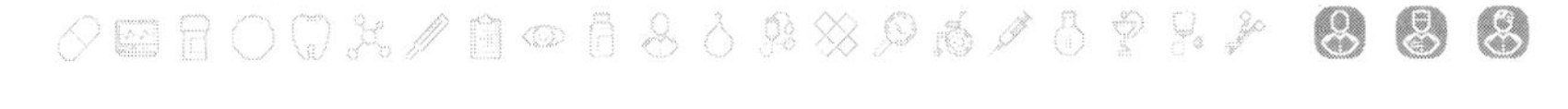

（1）健康肌体的主动运动。

（2）烧伤肌体小范围的主动运动，和轻柔的被动运动。

（3）被固定的患肢要一日多次地进行静力性等长肌肉收缩运动。

（4）利用水的温度和浮力在温水中运动，可以减轻疼痛，并容易完成运动。

烧伤恢复期的运动疗法：在创面已基本愈合植皮生长良好，由于瘢痕引起肢体功能障碍时应着重进行扩大关节活动范围的运动。

（1）加强水中的主动和被动运动。

（2）牵伸瘢痕组织的被动运动，对挛缩的瘢痕可采用滑轮重锤牵伸，及沙袋加压牵伸，通过牵伸增加的活动范围，应用夹板或弹

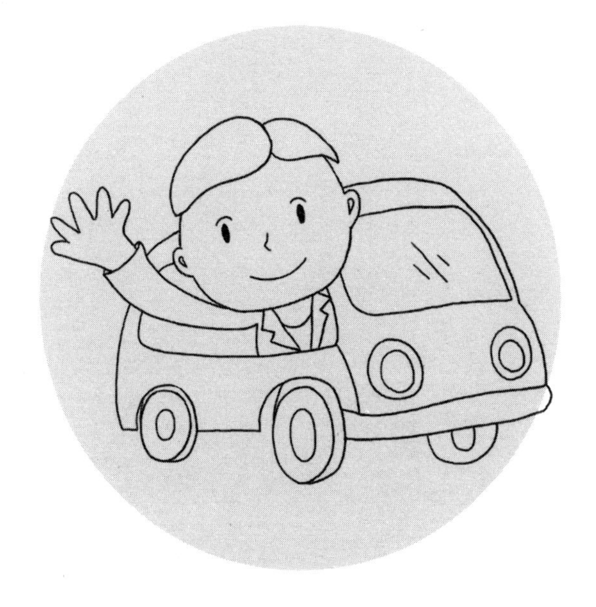

性绷带给予巩固。

烧伤恢复期的日常生活活动训练：

（1）床上活动：对长期卧床的患者先进行翻身训练。

（2）离床活动：先由坐位练习站立、行走。对下肢Ⅲ度烧伤的患者，在坐位的基础上先练习床旁摆腿，从1分钟开始，如下肢无瘀血或创面出血，可逐渐延长时间，摆腿达5分钟后，开始练习站立。再逐步从站立位过渡到床旁行走练习。

（3）洗漱和进餐动作训练 先用勺子后用筷子。

（4）下肢烧伤的患者先训练坐高椅，随着关节功能的改善，再逐渐降低座椅高度，直至能蹲下为止。

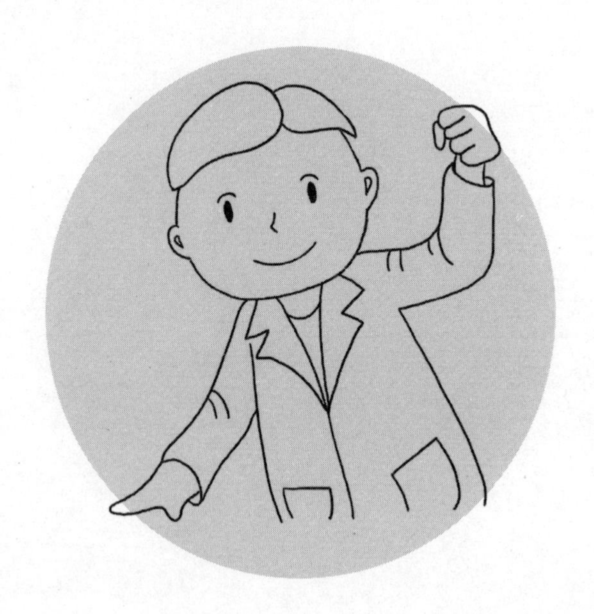

各功能部位的主动训练：

（1）颈：颈前瘢痕，仰卧位时肩下垫小枕头，使颈过伸牵拉瘢痕或卧位时抬头使颈前过伸。颈一侧瘢痕，头向健侧倾斜和转动，或患者手提重物使肩关节向下牵拉，以增加颈部过伸的程度

（2）腋：上肢外展 90° 或上举过头，仰卧位时双手交叉于后脑使腋伸展。

（3）肘：肘前瘢痕，用手拉门把，利用自身体重产生牵拉作用。

（4）手：拇指尖掌面与其余四指指尖掌面作对掌运动；利用健手帮助患手的掌指、指间关节做屈曲运动；双手指蹼瘢痕左右手五指交叉，插入指蹼按压瘢痕；双手虎口瘢痕左右拇指交叉插入虎口，按压瘢痕；站立位手掌放置在桌面上靠体重下压使腕背屈。

（5）髋：前侧瘢痕取俯卧位牵拉瘢痕；仰卧位做下肢外展活动或下肢屈曲抱膝运动；站立位做下肢后伸运动。髋后和臀部瘢痕，仰卧位做下肢抬高运动；或下蹲以牵拉瘢痕。

（6）膝：俯卧位时膝伸直使腘窝伸展，膝前瘢痕做屈膝活动，或单腿站立，用布条或毛巾置于患肢小腿下 1/3 处用手向上提使膝屈曲。

（7）足：进行足背屈、跖屈、外翻、内翻运动，站立位时穿平底鞋使足跟踩地。

体疗按摩：

按摩是被动活动的主要措施，通过按摩可改善瘢痕的柔软度，增加血液循环，松解粘连，为增大关节活动度创造外部条件。初愈的上皮薄而嫩，易起水疱，按摩前涂些液状石蜡以减少摩擦系数。按摩方法以按、摩、揉为主，老化的瘢痕应加重按摩力，增加推、搬、捏、提等手法，不断变换按摩位置，不要总停留在一处以防产生水疱。按摩力应垂直于瘢痕挛缩的方向，螺旋状移动，用力循序渐进。在按摩的基础上逐渐增加被动活动范围，改善关节活动度。

住院大面积烧伤患者的护理

（1）休克期护理：快速补液是防治烧伤休克的根本措施。应熟知以下 4 方面知识。

①补液量计算：伤后第一个 24h，补充胶体和电解质溶液的量 = 烧伤面积（Ⅱ度、Ⅲ度）× 体重（kg）× 1.5ml（儿童 1.8ml、婴儿 2.0ml），另加日需量 2000ml（儿童 70 ~ 100ml/kg，婴儿 100 ~ 150ml/kg）。第二个 24 小时，补充胶体与电解质溶液的量一般为第一个 24 小时的一半，日需量不变。

②液体种类：胶体和电解质溶液的比例一般为 0.5 ∶ 1，严重烧

伤应为 1 ∶ 1。胶体液以血浆为首选，面积大的深度烧伤应补给部分全血，也可酌情使用葡聚糖等血浆代用品。电解质以平衡盐溶液为主，日需要量用 5% 或 10% 葡萄糖溶液，上述液体应交替输入。

③液体分配：烧伤后第一个 8h 渗出最快，故输入胶体和电解质溶液总量的 1/2，余下的 1/2 在第二、第三个 8 小时内输入。日需量，三个 8 小时内平均分配。

④观察指标：成人尿量应＞30ml/h，有血红蛋白尿者需＞50ml/h，但小儿、老年人、心血管疾病及呼吸道烧伤患者，可适当降低标准；收缩压＞12kPa；脉搏＜120 次 / 分（小儿 140 次 / 分）；心音强而有力；肢端温暖；CVP 在正常范围。

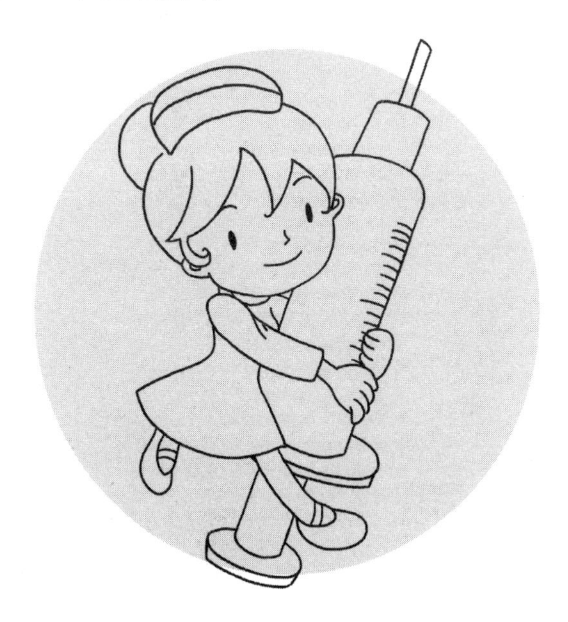

（2）创面护理：是预防和控制局部感染，促进创面愈合及预防脓毒症的关键。

①早期清创：应在休克纠正以后进行。顺序是头部→四肢→胸腹部→背部→会阴部。先用肥皂水清洗正常皮肤，再用 1 ：1000 苯扎溴铵或碘伏溶液消毒周围皮肤，清洗创面，大水疱抽去液体，疱皮已破者可去除疱皮，然后酌情采用暴露疗法或包扎疗法。

②包扎疗法的护理：适用于四肢、躯干等部位的小面积烧伤。清创后，创面敷贴一层油质纱布或药液纱布，再覆盖 3cm 厚的无菌敷料，以适当的压力包扎。包扎后将肢体抬高，观察肢端血运及有无高热、疼痛、臭味等感染征象。一般浅度烧伤在伤后 1 周，深度

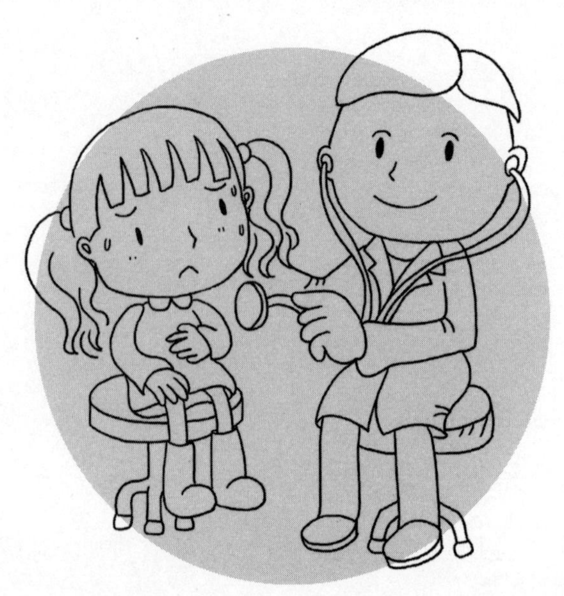

烧伤在伤后3 ~ 4日更换敷料，期间若外层敷料渗湿可加盖无菌敷料再包扎。但如有感染征象应及时换药；若为铜绿假单胞菌感染，应改暴露疗法。

③暴露疗法护理：适用于头颈部、会阴部烧伤及大面积烧伤或伤后严重感染的患者。护理要求是保持创面干燥，促使创面结痂，并保持痂皮或焦痂完整。采取的措施是创面抹1%磺胺嘧啶银霜；随时用无菌敷料吸附渗液；定时变换体位；每日更换无菌垫单；接触创面时遵守无菌原则；发现痂下感染时去痂引流；大面积烧伤应使用翻身床。

④焦痂的处理：焦痂在早期具有暂时保护创面作用，但溶解脱落前，易引起脓毒症。因此，焦痂宜暴露，涂碘酒，保持干燥，防止受压。一旦脱痂，需及早植皮覆盖创面。

⑤特殊部位烧伤护理：头面部烧伤，注意眼、耳、鼻护理。呼吸道烧伤，应保持呼吸道通畅；常规准备气管切开包，及时吸出溶解脱落的坏死组织，以防窒息。会阴部烧伤，应将大腿外展，防止排尿、排便污染创面，接触创面便器应清洁，便后清洁肛周。

（3）烧伤全身感染（脓毒症）的护理：烧伤发生全身性感染时表现为：①性格改变：初始时仅有些兴奋、多语、定向障碍，继而可出现幻觉、迫害妄想，甚至大喊大叫；也有表现为对周围淡漠。

②体温骤升或骤降：体温骤升者，常伴有寒战；体温不升者，常提示革兰阴性杆菌感染。③心率加快：成人常在140次/分以上。④呼吸急促。⑤消化道症状：食欲不振是普遍的症状，可有恶心、呕吐、腹泻；若出现肠麻痹导致腹胀，则是特异的特征。⑥创面骤变：常可一夜之间出现创面生长停滞、创缘变锐、干枯、出血坏死斑等。⑦白细胞计数骤升或骤降：突然上升到20×10^9/L或下降到4×10^9/L以下，是诊断感染的较特异指标。⑧其他：如尿素氮、肌配清除率、血糖、血气分析都可能变化。对可疑脓毒症的患者，应取创面分泌物，抽血送细菌培养和药物敏感试验。早期足量联合应用有效抗生素；加强创面换药、全身支持疗法和加强基础护理等。

（4）烧伤并发症的护理：常见并发症有急性呼吸窘迫综合征、急性肾衰竭、应激性溃疡等。

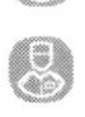

第6章

预防保健

加强养护，远离疾病

烧伤患者饮食

除存在口腔黏膜和食道烧伤外，烧伤后患者是可以进食的。机体的代谢增加和组织持续消耗是严重烧伤反应的特点，一般而言，烧伤越严重，发生营养障碍的可能性也越大。营养不良可延迟创面愈合，使机体免疫功能下降，抗感染和组织修复的能力进一步削弱，严重影响预后。所以，对于严重烧伤患者，给予足够合理的营养支持是提高烧伤患者治愈率，减少并发症和缩短病程的重要治疗措施。

口服法补充营养不仅经济方便，而且营养素组成也较齐全，并能增进食欲，促进胃肠道蠕动。在无其他病情及治疗方面禁忌的患者，

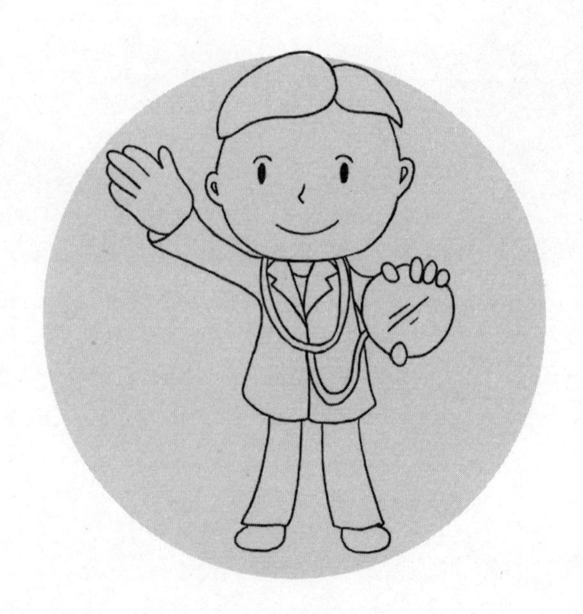

应尽量鼓励其口服，并注意以下几点：

（1）对于严重烧伤患者，饮食应由少量试餐开始，逐渐增加，避免发生急性胃扩张和腹泻。

（2）烧伤前胃内有残留食物的患者，暂不进食，伤后第2～3天，胃肠蠕动功能恢复后进食，开始每日3～4次，每次40～80ml，以后逐渐增量。

（3）烧伤早期患者应以清淡易消化饮食为宜；烧伤后期患者应多食高热量、高蛋白，质量高、体积小，易于消化吸收的食物，增加蛋类、鱼类、肉类等。

热饮料该放置多久才不易烫伤儿童

热液烫伤是儿童烧伤的最常见原因，许多儿童的烫伤是由于不慎打翻放热饮料引起的。那么常见的热饮料在室温中放置多久才不易烫伤儿童呢？英国维多利亚女王医院烧伤中心针对导致儿童烫伤的常见热饮料的温度及其冷却速度进行了研究。

研究者用常规方法烹制了咖啡、红茶、奶茶、水、牛奶等16种热饮料，放在230ml瓷杯中，用水银温度计测量了烹制完成即刻、1、3、5、7和10分钟各种饮料温度的变化。研究发现刚烹制完成的红茶温度最高（88.67℃），其次为清咖啡（87.33℃），含牛奶成分的饮料温度最低（75 ~ 77℃）。在室温中放置 10 分钟后，这些热饮料温度会下降 17 ~ 23℃，其中红茶的温度仍高达 68 ~ 69℃，含 10ml 牛奶成分的奶茶温度最低（58.17℃）。研究表明：含牛奶成分的饮料初始温度低且冷却迅速。但是，尽管放置了 10 分钟，几乎所有的热饮料都依然有导致Ⅲ度烧伤的危险。因此这些热饮料在烹制完成之后的至少 10 分钟内需远离儿童。家长一定要铭记：由于自己的片刻疏忽，一杯热饮料可能导致儿童的终身残疾。在有热饮料的地方，必须要看管好儿童，特别是学龄时期的儿童。

根据不同病情选择不同的饮食类型

（1）流质饮食：即液体食物，如牛奶、豆浆、各种汤（鸡、鸭、鱼汤、排骨汤）。其用法为：每日 6 ~ 7 次，每次 2 ~ 4 小时，每次 200 ~ 300ml，总热量应为 1200 ~ 1400 kcal。适用于大面积烧伤休克期、吸入性损伤及口周手术的患者。

（2）半流饮食：即半流体状态食物，纤维素少，营养丰富易于咀嚼及吞咽。如粥、面条、馄饨、蒸鸡蛋、豆腐等。其用法为：每日 5 次，每日总热量 2300 kcal。适用于吸入性损伤、气管切开、发热、术后的患者。

（3）软饮食：即软、烂食物，易于吞咽和消化，如软饭、面条、肉菜均匀切碎煮烂。其用法为：每日3次，总热量2400kcal。适用于老幼、消化不良、咀嚼或吞咽困难，术后恢复期患者。

（4）普通饮食：即易消化无刺激性食物。其用法为：每日3次，总热量2400 kcal。适用于四肢、躯干Ⅱ度烧烫伤、病情较轻无发热病人。

音乐疗法

自20世纪40年代起，人们已逐渐将音乐作为一种医疗手段，

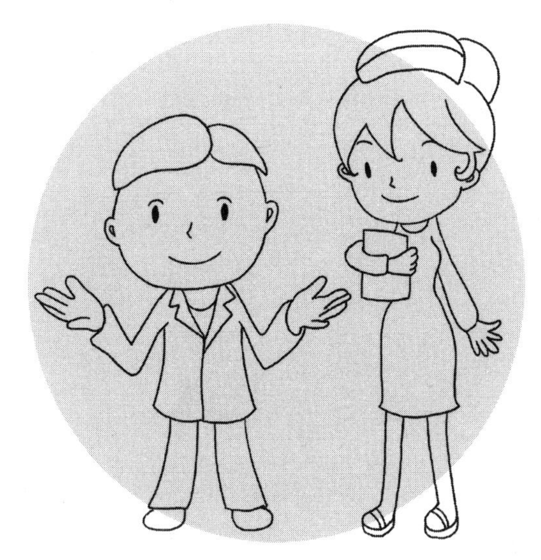

在某些疾病的康复中起一定的作用，如减轻疼痛及消除紧张等，这种疗法即音乐疗法、也称心理音乐疗法。在最初阶段多采用单纯聆听的方式，后来发展到既聆听又有主动参与，如包括简单乐器操作训练，还有选择地音乐游戏、音乐舞蹈等而形成综合性音乐活动。另外，人类通过身体可以感受到的音乐振动称之为“音乐体感振动”，即体感音波治疗系统，其最大范围为 16 ~ 20000Hz，20 ~ 50Hz 的频率范围最能够给人以安全舒适感，这种感觉是存在人的潜意识中。

烧伤康复是烧伤治疗过程中不可或缺的治疗环节，良好的康复治疗可以有效预防瘢痕的增生，降低瘢痕增生、挛缩引起的功能障碍，明显减少后期整形手术的次数，降低治疗费用。儿童烧烫伤患

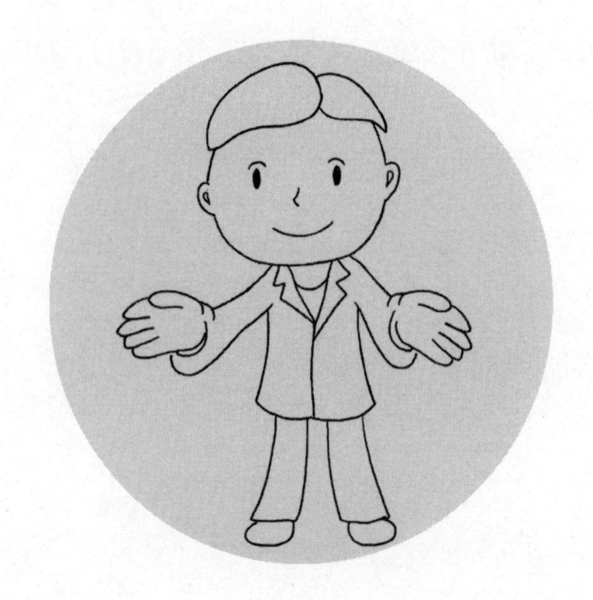

者康复治疗过程中表现为极大的不配合性，这主要与儿童的心理特点有关，表现为对疼痛的极大恐惧感，对康复师的不信任性。因此，如何消除这种烧伤后的疼痛恐惧感，在患儿与康复师之间建立一种信任关系，是影响康复治疗效果的关键因素。儿童具有好奇心强、主动参与性强、注意力容易出现转移等特点，我们在临床工作中发现音乐治疗，尤其是带有游戏性质的音乐治疗是烧伤儿童康复治疗中不可或缺的治疗手段。

通过本组病例的分析，我们发现击鼓治疗是调动患儿主动参与意识的良好手段，在击鼓过程中患儿很容易与康复师建立良好的信任关系，在此基础上康复师可以进行后续的康复治疗如手法按压、被动训练等。同时在击鼓的过程中，通过不断变换的姿势、乐器种类等，患儿可以在手指精细运动、大关节运动等方面得到主动的康复锻炼，同时在击鼓过程中的团结协作及游戏气氛，能很好缓解儿童对疼痛的恐惧感，转移对患肢的注意力，提高其对康复治疗的依从性。当然，部分患儿对于体感音波治疗、单纯录放乐曲也表现出很好的依从性，这类患儿更容易接受后续的康复治疗。

综上所述，不同年龄段的患儿对音乐均有较好的感知力，对不同患儿可针对性选择击鼓疗法、体感音波治疗、单纯录放乐曲等方式，形成个体化的治疗方案，其最终目的是提高康复治疗的效果。但儿童康复治疗过程中，缺乏有效的客观性量化指标，这也是下一步需要研究解决的问题。

预防烧烫伤的小常识

日常生活中因疏忽大意很容易发生意外，其中尤以烧伤和烫伤较为常见。烧伤和烫伤可引致不同程度的后果，轻者可能是轻微的皮外伤，严重的可导致死亡。所以要特别留意日常起居生活，以减少意外的发生。在日常生活中如能留意以下重点，可有助减少被蒸气、滚水、滚汤、滚油等烫伤或因接触热的器皿、火焰、香烟等而被烧伤的机会。

（1）使用食器具

①打开热煲盖时要小心，免被蒸气烫伤。

②煲柄和煲嘴要向内放，以免碰翻。

③预防煲干水，可选用会发声的水煲煲水。

④外出前、电话响或有人探访等，切记先关掉食炉及热水炉。

（2）拿取或运送器皿

①避免直接拿取或运送盛满的热水煲、汤煲和刚煮热的食物或饮品。

②拿取热器皿时，应用隔热手套或毛巾来隔热。

（3）使用家庭电器

①使用合规格的家庭电器。

②接触电源插座时，应保持手部干爽，以免触电。

③避免同一插头使用多种电器用品，令电源插座负荷过重。

④破旧电线须彻底更换，切勿用胶布包裹爆裂的电线。

（4）储存及使用易燃物品或家用化学物品

①易燃物品如报纸、火水或压缩式喷剂（如杀虫水）等，切勿放进火炉，以免发生意外。

②使用家用化学物品时，如镪水、力的通渠水、漂白水等；切记戴手套，避免用手直接接触这些化学物品，同时面部皮肤及眼睛

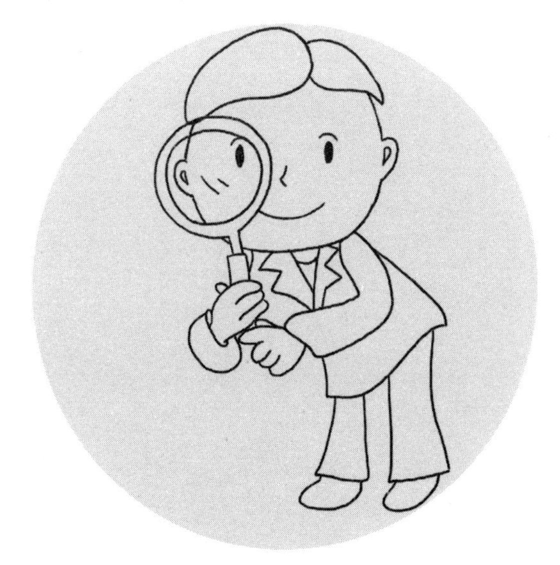

要尽量与化学物品保持距离，以免被化学物品溅伤。

（5）储存及使用易燃物品或家用化学物品

①沐浴时，要先放冷水，后加热水来调节水温，以免烫伤。

②使用热水袋时，盛水应不多于四分之三的分量，要塞好活塞，检查热水袋无漏及无破裂，并加上袋套，方可使用。

③在使用冷敷时，要用毛巾包裹冰垫，敷约 15 分钟便应拿掉，以免冻伤。

夏季严防小儿烧伤

夏季是烧烫伤的高发季节，因为夏天天气热，人们穿的衣服较

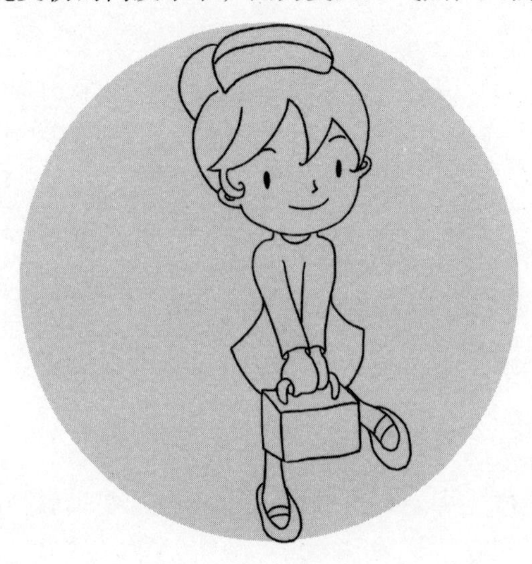

单薄，皮肤外露多。烧烫伤患者中，10岁以下的儿童占到50%，特别是1～3岁的儿童，这些孩子刚刚会走路，自我保护能力很差，对大人的模仿力又很强，好奇心也很强，对外界的危险因素没有预知能力，动作不够协调，如果家长稍有疏忽，极容易发生烧伤的危险。

小儿的烧烫伤大多数都发生在家庭生活，家长们一看孩子烫伤了，不知道该怎么办才好。其实烧烫伤早期的处理非常简单，而且也是很有效的。

（1）用冷水冲：烧烫伤后，立即起了水疱并明显感觉疼痛，属于浅度的，可以立刻用冷水冲洗伤处0.5～1小时，感觉不很疼了，再把衣物慢慢脱掉，用干净的布覆盖创面，包扎好，再送往有治疗烧伤能力的医院。

早期的冷水处理对创面的愈合有很大的好处，第一，能减轻疼痛，第二，可以减轻水肿、余热造成的深部组织损伤。初期的烫伤会引起血管改变，好多血浆样的物质会从血管渗出，经过冷水处理后，水肿减轻，渗出也少。第三，用冷水浸泡冲洗后，可以使创面的一些毒性物质减轻，对创面的继发性损伤也就减轻了。所以早期处理及时、适宜的患者愈合比较快，后期的瘢痕也比较轻。有一些烧烫伤面积小，深度也浅，经过冷水浸泡冲洗处理后，再用治疗烧伤专用药物治疗，可以促进创面愈合，过几天就会自行好转、愈合，甚至不会留下瘢痕。

如果烧烫伤面积大，程度也比较深，用冷水处理可能会加重全身反应，引起休克，应该立即送有条件的医院抢救治疗。

（2）如果烧烫伤部位在颜面、头颈部、会阴部等，由于部位特殊，即使伤处面积不大，也可能会出现并发症，这时除用冷水紧急处理外，为防止发生休克，可以给患者喝些淡盐水，补充血容量，减轻休克程度，但不要在短时间内服用大量的白开水，以免引发脑水肿和肺水肿等并发症。

（3）皮肤上起的水疱不要撕破。有条件可将水疱用消毒的针扎个小孔，慢慢把水疱中的水排出，要保持皮肤的完整。

（4）不要给伤处涂抹酱油、醋、碱、牙膏或紫药水之类的东西，这样不但不能减轻伤情，而且会继续刺激创面，加深受伤程度，增加了感染的机会，到医院后也给医生的诊治造成了困难，再冲洗这些涂抹物的时候也会加重伤员的痛苦。

（5）用清洁的布单包裹创面，防止腐皮撕脱，并立即送医院进行治疗。